內病外治

魏振庄 著

神奇中醫臍療法

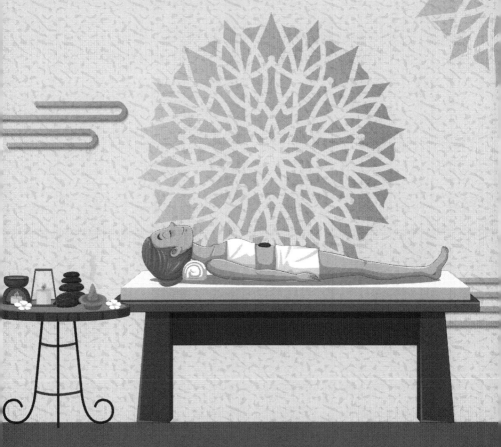

臍療就是把藥物或艾灸、熱熨、拔罐等方法施治於臍，
以治療全身性疾病的健康方法。

目　錄

【出版說明】

　　本叢書選方，皆有臨床病案驗證，就傳統漢方而言，功效甚佳，極具保存、參考價值。唯有些藥材，因長期採集，加諸非醫療之濫用，如西方人自十八世紀以來，在亞、非、澳等洲的大肆捕獵，以為耀武、娛樂、炫財者，以致正當來源迅速枯竭，且有滅絕之虞，從而受到我國家及時立法，明文保護，如虎骨、熊膽、犀角之屬。

　　然本叢書並不因此即將使用該類藥材之選方剔除，以備方家、學者在研究、臨床、驗證時，據以會通古漢方之智慧，發掘可替代之新藥材，俾便再啓漢方養生、療疾、濟世之新局也。

Tricom編輯部　謹啓

【說　　明】

一、本書選方的準則是方便實用，有臨床病案驗證，處方劑型、
　　用藥和治療的疾病有參考價值（具一項即可）。對現已滅跡
　　的疾病如天花等，不明疾病如縮腳痧等，以及療效不實、用
　　藥不衛生的處方，均不予採用。

二、現代與古代，中醫與西醫對疾病的稱謂有所不同，為了便於
　　科學研究和臨床應用參考，本書列有現代醫學和中國醫學兩
　　種病名。

三、有些疾病的臍療處方很多，如治療小兒泄瀉的處方有上百
　　種，本書只選取具有代表性的處方，以供參考。

四、本書提及的「常規法固定」的具體方法，若是藥粉，則先將
　　藥粉填入臍內，壓一乾棉球，外以膠布條「十」字形或「一」
　　字形固定，或藥粉外以長寬各３公分的膠布固封；若是藥糊
　　或藥膏，則先將藥糊填入臍內，外蓋一塑膠薄膜和紗布，周
　　邊以膠布固定，或藥糊外蓋一小塊塑膠薄膜，再用稍大的膠
　　布塊固封。

五、為了便於臨床應用，補充了古書處方的用藥劑量、固定方法
　　等。

第一篇　概　　論

第一章　什麼是臍療

臍療就是把藥物或艾灸、熱熨、拔罐等方法施治於臍，以治療全身性疾病的健康方法。

以體表用藥來治療內臟疾病的外治法，由於療效好、使用方便、副作用小而日漸盛行。新近出現的藥枕、藥袋護膝、藥袋背心、足浴液等均是中醫早已有的外治法。外治法的治療部位有全身治療和身體某一局部治療，局部治療又有穴位與非穴位之分，臍療就是穴位外治法的一種。

臍療由於施治方法多樣、治療病種範圍廣、療效好等原因，逐漸自成一法。

第二章　臍療的發展概況

　　臍療最早見於漢朝，張仲景《金匱要略》：「凡中暍（中暑）死，不可使得冷，得冷便死，療之方。屈草帶，繞暍人臍，使三兩人溺其中，令溫，亦可用熱泥和屈草，亦可扣瓦碗底按，及車缸以著暍人，取令溺須得流去，此謂道路窮卒無湯，當令溺其中，欲使多人溺，取令溫……」該方法中的熱泥、瓦碗、車缸、人尿等，均是溫敷熱熨臍部的方法。

　　晉朝葛洪《肘後備急方》中，也有臍療的記載，如救卒中惡死，灸臍中百壯；治卒霍亂諸急，以鹽內臍上灸二七壯等。這還是隔鹽灸臍的最早記載。

　　宋朝以前臍療的方法，是灸法和熱熨。將藥物用於臍療，至宋朝才有記載。如楊倓《楊氏家藏方》的貼臍散，治療腎氣虛、虛火上炎、口舌生瘡，所用藥物是醋炒吳茱萸 16 克、炮薑 16 克、木鱉子五枚去殼，共為細末，每次取藥粉 1.5 克，冷水調貼臍。王懷隱《太平聖惠方》和宋朝官府編寫的《聖濟總錄》等書，也有藥物敷臍的記載。宋朝藥物敷臍的應用範圍，主要有泄瀉、霍亂、腹滿、腹痛、小便不通、大便不通、中暑、小兒夜啼、口舌生瘡、昏迷等。

　　臍療在明朝有了明顯的進展。李時珍《本草綱目》卷三、四治療「百病主治藥」中，記載有外治專項的治療藥物及方法，其中有不少是臍療，所以可以說臍療在明朝就初具規模了。該書不僅收集了宋朝以前的許多臍療方法，而且還增加了自汗、盜汗、淋證、水腫、黃疸、臍風等病的臍療方藥。

　　清朝的臍療已經盛行，載有臍療的書也較多，如陳復正《幼幼集成》、陶承熹《惠直堂經驗方》、陳念祖《醫學從衆錄》等。最突出的是吳師機集外治之大成，寫出了《理瀹駢文》一書，該書是外治法的專門著作，也是外治法的大全，不但有方藥，而且有理論法則，應用的方法和藥物詳細而豐富，治療的病種也更廣泛了。

　　民國成立後，臍療廣泛應用於臨牀，對多種疾病有了較系統的臨牀觀察。目前對臍療的治療機理已進行了初步探討。

第三章　臍療的治病原理

一、通過俞穴經絡作用於臟腑

　　胎兒通過臍帶從母體接受營養，臍是神氣通行出入的門戶。臍中的穴位是神闕穴，該穴是任脈的要穴，任脈總領人一身的陰經，循行於胸腹正中，上聯心肺，中經脾胃，下通肝腎，所以神闕穴為經氣的匯海，五臟六腑之本，有健脾強腎、回陽救逆、和胃理腸、行氣利水、散結通滯、活血調經、主治百病的作用。在神闕穴施治，通過經絡，對五臟六腑能起到治療的功效。

二、藥物吸收入血直接作用於臟腑

　　臍在胚胎發育過程中為腹壁最後閉合處，表皮角質層最薄，屏障功能最弱，皮下無脂肪組織，皮膚和筋膜、腹膜直接相連。臍部皮膚除局部微循環外，臍下腹膜還布有豐富的靜脈網，淺部和腹壁淺靜脈、胸腹壁靜脈相吻合，深部和腹壁上下靜脈相連，腹下動脈分支也通過臍部，再者臍凹陷形成隱窩，藥物敷貼後形成自然閉合狀態，利於藥物較長時間存放，這些均利於藥物穿透彌散而被吸收入血，進入體循環，發揮藥物的直接作用。

三、刺激皮膚神經間接影響臟腑

　　臍部布有第十肋間神經前皮支的內側支，在皮膚中臍部的神經敏感度最強。施治的藥物灸熨等刺激了神闕穴周圍的神經，通過神經體液的作用而調節神經、內分泌、免疫系統，從而改善各組織器官的功能，起到防治疾病的作用。

第四章　臍療的施治原則

　　臍療的辨證立法、處方用藥與內治法基本相同。人體健康是機體陰陽平衡的結果，由於外感六淫、內傷七情等因素，致使陰陽失去平衡，就發生了疾病。因此，治療就是通過藥物、針灸等方法，來調整失去平衡的陰陽。無論內治，還是外治，均是這個道理，內治與外治只是方法不同。

　　清朝吳師機說：「膏方取法，不外於湯丸。凡湯丸之有效者，皆可熬膏。」又「外治之理，即內治之理，外治之藥，亦即內治之藥，所異者法耳。」這是對外治法用藥原則的高度概括。

　　臍療也大多以此原則進行選藥施治，如臍療中用五倍子酸斂以止汗，胡椒溫中以止瀉，大黃通腑治便秘，厚朴行氣治腹脹，甘遂逐水以消腫等。再如治療風寒感冒用杏蘇散，治風熱感冒用桑菊飲，治時行感冒用銀翹散，和內治的選方用藥完全一致。

　　此外，還有隨兼證的不同而調劑用藥，如有人將神麴、麥芽、山楂、萊菔子、雞內金等消食導滯藥組成基本方，治療小兒面黃肌瘦、食納不振、消化不良，如兼證見有乳食停滯，則在基本方上加用陳皮、酒軍；水濕困脾，加白扁豆、薏米；先天不足，加人參、乾薑、炙草；脾胃虛弱，加黨參、山藥、白朮；噁心嘔吐，加半夏、藿香、枳殼；大便稀，加蒼朮。雖然這樣的用藥方法顯得複雜些，但是也反映出臍療的用藥原則與內治法一致。

第五章　臍療的施治方法

臍療的主要施治方法，是將藥物製成各種劑型貼敷於臍，此外還有熱熨、火罐、灸等法。

一、藥物敷貼

1.**乾粉**　將藥粉或浸膏粉、藥物提取物等粉劑直接填入臍內。

2.**軟膏**　將藥物碾成細粉，然後用白蜜或香油、水、鮮藥汁、白酒、黃酒、醋、乳汁、蔥汁、薑汁、唾液、米湯、甘油、凡士林、雞蛋清、棗肉、藿香正氣水、風油精等，取其中一種，調藥粉成軟膏狀，貼敷臍部，或將藥膏捏成餅狀貼敷於臍。

3.**鮮藥**　鮮藥有植物藥和動物藥。植物藥如取蔥、薑、蒜、鮮石榴皮、鮮馬蹄金、鮮艾葉、鮮青蒿等其中一味，打爛成泥狀，外敷臍；動物藥如取活螺肉、活蚯蚓、活蟾蜍、活雞等打碎敷貼臍部。

4.**膏藥**　即黑膏藥，貼臍的膏藥種類很多，如十鼓取水膏、固精保元膏、暖臍膏等。其製作方法大致是先將藥物放麻油中浸泡，然後倒入鍋中，用火熬至藥枯浮起為度，住火片時，用布袋等物濾淨藥渣。將炒過的黃丹徐徐投入，不停地攪動，等到鍋內先發青煙，後起白煙，膏藥就接近熬好了。將膏滴入水中少許，經檢查如軟硬適中，即將鍋離火，再加入貴重藥或不宜久煎的藥粉，如沒藥、麝香、蘇合香、血竭等，攪勻攤藥膏於布或紙上即成，用時加溫使藥膏軟化，趁溫貼臍。

二、熱　熨

熱熨是將溫熱的物品或藥物放在臍部，使熨物的熱或熨藥的藥氣透入腹內，起救急蘇厥、溫通血脈、袪邪扶正的功效。

1.將鬆散狀的熨料如鹽、蔥、藥物等炒熱，裝入布袋中包好，放臍部外熨，熨料溫度下降時應及時更換，熨料加溫過程中還可加入酒、醋、鹽、薑、蔥等佐劑，以增加香竄作用。如鹽熨、醋鹽熨、蔥熨、麩鹽熨、酒糟熨，芥末熨、藥物熨等，均屬於這類熨法。

2.將整塊的熨料加溫後，用毛巾等包裹外熨臍，如磚熨、蛋熨、鞋底熨、熨斗熨等。

3.用注入熱水、熱湯的容器熨臍，容器如熱水袋、水壺等。

4.用能產生溫熱感的理療儀器熨臍，如紅外線、超短波等理療儀器。

三、火　罐

取內徑大於4公分的火罐或玻璃罐頭瓶等拔臍部。點火方法可用約11公分寬、10公分長的紙，捲成筒狀，將紙一頭壓折成封閉狀，點燃開口一端，然後投入火罐中，迅速將罐按在臍部。此種點火法吸力大且安全，紙的大小可隨火罐大小而增減。或用抽氣負壓罐、橡皮吸罐拔臍。

四、灸

灸法很多，用於臍療的主要灸法如下：

1.**艾條灸**。

2.**加藥艾條灸**　其配方有多種，現市場出售的一種加藥艾條的配方為：肉桂、乾薑、木香、丁香、獨活、細辛、白芷、雄

黃、乳香、蒼朮、沒藥、川椒等。加藥艾條古代有雷火神針和太乙神針，各家的配方又有所不同。

3.**隔物灸**　在艾炷與皮膚之間隔蔥薑或藥物等的灸法，有艾灸和藥療的雙重作用，溫熱而不傷皮膚。其種類很多，如隔鹽灸、隔薑灸、隔蒜灸、隔蔥灸、隔藥灸等。古代將隔藥灸叫作「蒸臍」或「熏臍」，所用藥物因病而異。

4.**燈火灸**　方法是取細燈心草 3.3 公分，將一端浸入桐油或豆油中，拿出後用軟紙吸去外部的浮油，以防油滴下燙傷皮膚。醫者用拇食兩指捏住燈心草在蠟燭火焰邊點著，火要小，將其稍停臍旁瞬間，待火焰由小剛變大時，立即接觸臍，注意要斜灸，不能豎灸。此時聽到燈火頭部與皮膚之間發出清脆的爆粹音，火隨之熄滅。所以燈火灸也叫燈火爆粹或爆燈火灸。雖然有人將燈火灸用於臍療，但灸處多有小片燙傷，容易感染，所以此法不應用於小兒臍療。

針刺神闕穴疼痛明顯，又易感染，所以，古人將神闕列爲禁刺穴。近代雖有針刺神闕穴的報導，但臍療不用於針刺，所以沒有此種危險。

藥敷、熱熨、拔罐、灸是臍療的四種基本方法，而臍療的很多用法是將這四種方法中的兩種或三種結合起來應用。如吳師機治療早期急性傳染病，症見頭痛、腹痛，用溫水調白芥子粉敷貼於臍，並隔衣以盛熱水的壺外熨，這種方法就是藥敷與熨法的結合。中醫的「糝法」，是將少量藥粉放在膏藥上外敷的方法，此法又是藥粉敷貼和膏藥敷貼的結合。不同方法的組合，使得臍療法變得多樣化了。

第六章　臍療的優點

1.**療效好**　臍療不僅對常見病，而且對一些難治性疾病也有好的療效。

2.**見效快**　快者用藥後幾小時即可見效，不少病種用藥幾天後便可見效。

3.**用便利**　對湯水不進、藥入則吐、不能服藥的患者和服藥困難的嬰幼兒，臍療是種便利的治療方法。

4.**易掌握**　臍療的施治方法簡單，易被廣大羣眾掌握。

5.**較安全**　副作用小，使用安全。

第七章　臍療的禁忌和注意事項

臍部皮膚有潰爛、損傷、炎症者以及孕婦禁用臍療。

臍療的主要注意事項如下：

1. 禁用刺激性強和毒性大的藥物，如能引起皮膚起疱的斑蝥和毒性大的水銀等。

2. 患者如對所用藥物發生過敏時，應停止貼敷，必要時行脫敏治療。對固定的膠布發生過敏時，亦應停止治療。

3. 每次貼敷時，要更動起固定作用膠布的位置，防止過敏現象的發生。

4. 揭膠布時，動作要柔和，以防損傷皮膚。

5. 嬰幼兒不要長期用藥。

6. 藥物固定要嚴密，以防藥物脫落影響療效和污染衣被。

7. 膏藥的溫化要掌握好溫度，溫度不夠則貼不住，過熱易引起燙傷。

8. 臍療並不是萬能療法，對重症患者只起輔助治療作用。有些嚴重的疾病如痲痺性腸梗阻，應在醫院備有外科應急手術條件下使用臍療，以免發生意外。

第二篇　常見病的自我臍療

第一章　內科臍療方

感　冒

感冒是風邪侵襲人體所引起的以頭痛、鼻塞、流涕、噴嚏、惡寒、發熱等爲主要臨牀特徵的常見外感疾病，又稱傷風。主要分爲風寒感冒和風熱感冒。若病情較重，症多類似，並在一個時期內廣泛流行者爲時行感冒，分別與現代醫學的普通型感冒和流行性感冒相類似。

處　方　1
【來源】《外治壽世方》
【配方】白芥子3克壓粉，暖水袋或其他可加熱物。
【用法】白芥子粉放臍內，暖水袋隔布外熨臍部，取汗出。
【主治】風寒感冒。

處　方　2
【來源】《陝西中醫》1990年6月，第270期。
【配方】麻黃、香薷各15克，板藍根、公英各10克，桔梗12

克，共壓細粉。

【用法】成人取藥粉 3.5 克，兒童 1 克，放入臍中，外以膠布貼敷
固定。

【主治】感冒。

處 方 3

【來源】經驗方

【配方】通宣理肺丸兩丸、生薑 2 克。

【用法】上藥分別打碎混勻，加少量開水調成膏狀，外敷臍部，上
蓋軟塑膠薄膜、紗布，用膠布固定，每日用藥一次。如惡
寒甚者，可用熱水袋外敷臍部取汗。

【主治】風寒感冒。

處 方 4

【來源】經驗方

【配方】銀翹解毒丸兩丸、冰片少許。

【用法】丸藥打碎，加冰片混勻，以少量水調成膏狀，外敷臍部，
常規法固定（見說明），每日用藥一～二次。

【主治】風熱感冒。

處 方 5

【來源】經驗方

【配方】銀翹解毒丸或羚翹解毒丸一丸、牛黃解毒丸一丸。

【用法】打碎藥丸，以少量醋和水調成膏狀，外敷臍部，常規法固
定，每日用藥一～二次。

【主治】時行感冒。

處 方 6

【來源】經驗方

【配方】吳茱萸、紅參、鹿茸、生甘草、防風等份壓粉。

【用法】每次取藥粉 0.5 克，以凡士林調膏塗臍，兩天換藥一次，
　　　　一個月爲一療程。

【主治】防治呼吸道易感症。

咳　　嗽

　　咳爲有聲，嗽爲有痰，有聲又有痰者稱爲咳嗽。以咳嗽爲主
要臨牀症狀的疾病，多見於現代醫學的呼吸道感染、急性氣管
炎、慢性氣管炎、支氣管擴張等病。

處 方 1

【來源】《理瀹駢文》

【配方】罌粟殼壓粉，黑膏藥。

【用法】取少量藥粉放膏藥中央貼臍。

【主治】久嗽。

處 方 2

【來源】《理瀹駢文》

【配方】生半夏 90 克，杏仁、蘇子、桑白皮、五味子、麻黃、細
　　　　辛、乾薑、陳皮、官桂、葶藶子、白蒺藜各 60 克，黨
　　　　參、白朮、蒼朮、黃芪、炙甘草、川芎、白芷、荊穗、獨
　　　　活、防風、百部、南星、當歸、白芍、桔梗、枳殼、青

皮、靈仙、砂仁、沙苑蒺藜、旋覆花、香附、烏藥、大腹皮、巴戟天、大茴香、破故紙、吳萸、畢撥、良薑、款冬花、芫花、紫菀、厚朴、黑丑、澤瀉、車前子、白附子、巴豆、訶子、川烏、白芨、白蘞、皂角、木瓜、木鱉子、蓖麻仁、炮山甲各 30 克。

生薑、蔥白、槐枝、柳枝、桑枝各 120 克，鳳仙草 60 克，白芥子、川椒、胡椒、核桃仁、菖蒲、萊菔子、白果、大棗、烏梅、粟殼各 30 克。

將兩組藥分別放入 8 公斤麻油中浸泡半天，以文火煎至藥枯，濾去藥渣，取油熬至滴水成珠時離火，徐徐加入適量黃丹，不斷攪拌。另將肉桂、丁香、木香、降香、白蔻仁各 30 克混合壓成的細粉和以酒蒸化的牛膠 120 克對入攪勻，取藥膏適量攤在布或紙上成膏藥備用。

【用法】取膏藥一張溫化貼臍。亦可上貼心口，中貼臍，下貼丹田，或同時貼幾處。

【主治】寒性的咳嗽、哮喘、痰飲、冷哮。

【按語】本方名為溫肺膏。

處 方 3

【來源】《外治壽世方》

【配方】補骨脂壓粉，黑膏藥。

【用法】取少量藥粉放膏藥中央貼臍。

【主治】慢性咳嗽。

處 方 4

【來源】經驗方

【配方】麻黃、杏仁、生甘草、黃芩各等份壓粉。

【用法】用藥粉 2 克，以蜂蜜少量調粉成膏塗臍，常規法固定（見
　　　　說明）。一日換藥一次，連用半月爲一療程。

【主治】各種咳嗽。

慢性支氣管炎

　　慢性支氣管炎，指氣管、支氣管黏膜及其周圍組織的非特異
性慢性炎症，臨牀上以咳嗽或伴有喘息以及反覆發作的慢性經過
爲特點。是由細菌、病毒感染和煙霧、粉塵、二氧化硫等理化因
素的長期刺激而引起的氣管及支氣管黏膜的慢性炎症。胸部 X
線檢查一般無特殊徵象，或僅見兩肺下部肺紋理增粗。本病屬於
傳統醫學咳嗽、哮喘的範疇。

處 方 1

【來源】《新醫藥學雜誌》1977 年 12 月，第 558 期。

【配方】75 藥粉：肉桂、麻黃各 5 克，蒼耳子 3 克，公丁香 0.5
　　　　克，共研細末，裝瓶密封備用。76 藥粉：75 藥粉加白芥
　　　　子 4 克，半夏 3 克，共研細末，裝瓶密封備用。76 藥
　　　　膏：即 76 藥粉熬成藥膏，每張分攤成直徑約 4 公分大
　　　　小。

【用法】先將患者肚臍用 75 ％酒精消毒，然後趁酒精未乾之際，
　　　　將藥粉倒入臍內。藥量視臍大小而定，小者將臍倒滿，大
　　　　者半臍即可。最後蓋上一張比臍大的普通膠布或膏藥，膠
　　　　布四周貼嚴以免藥粉漏出。每隔兩天換藥一次，貼十次爲

一療程，兩療程間休息五～七天或不休息。

【主治】慢性支氣管炎。

【按語】75 藥粉治療 112 例，臨牀控制 34 例，顯效 40 例，有效 33 例，無效 5 例。 76 藥粉貼臍治療 200 例，其中加用膏藥者 35 例，治療後臨牀控制 97 例，顯效 58 例，有效 34 例，無效 11 例。三療程的療效明顯高於一、二療程。咳、痰、喘的臨牀控制率均在 50～60 % 。除 23 例患者貼後局部皮膚產生過敏反應外，無任何副作用。

處 方 2

【來源】《人民軍醫》1978 年 11 月，第 39 期。

【配方】麻黃十份，蒼耳子、細辛、白芥子各五份，公丁香、肉桂、半夏各三份，人造麝香一份，烘乾共研細粉，裝瓶備用。

【用法】先以 75 % 酒精將患者肚臍消毒，趁酒精未乾時，將藥粉倒入臍中，裝滿臍為度，蓋一張比臍大的膠布，隔兩天換藥一次，十次為一療程，每療程間休息五～七天。

【主治】慢性支氣管炎。

【按語】治療 354 例，臨牀控制 201 例，顯效 95 例，有效 46 例，無效 12 例。

處 方 3

【來源】《遼寧中醫雜誌》1982 年 9 月，第 46 期。

【配方】熱參總鹼：熱參 500 克，用 95 % 乙醇滲濾，滲濾液回收乙醇，濃縮至稠膏約 60 克，加澱粉等量混合烘乾，研末貯瓶備用。

硫甘三白散：硫黃粉、甘草各 50 克，白芍、白朮各 20 克，白礬粉 10 克。先將草、芍、朮用水煎煮兩次，煎液混合一起濃縮成稠膏，加入硫、礬，烘乾研末即得。

【用法】先將臍用溫水洗淨，敷藥於臍中，蓋以軟紙片，上用藥棉輕輕壓緊，外以膠布固定，五～七天換藥一次。熱參總鹼每次用量 100 毫克，硫甘三白散每次用量 200 毫克，一般先用熱參總鹼治療二～四週，再以硫甘三白散鞏固療效。

【主治】慢性支氣管炎。

【按語】報導 3 例，療程兩個月左右。

處 方 4

【來源】魏振裝

【配方】麻黃、甘草、五味子各 50 克，杏仁、黃芩、魚腥草、杷葉、黃精各 100 克，用 5000 毫升水浸上藥兩小時，煎三十分鐘，取濾液，再加水復煎一次，兩次濾液混合，濃縮成稠液，加細辛粉 100 克，烘乾壓粉。

【用法】每次取 200 毫克藥粉，放入臍中，上壓一乾棉球，以膠布固定。二十四小時換藥一次，用五天，停兩天，兩週為一療程，連用一～四療程。

【主治】慢性支氣管炎。

【按語】治療 66 例，顯效 44 例，有效 21 例，無效 1 例。該方有明顯止咳祛痰的作用，對支氣管哮喘亦有好的療效。患者經治療後，感冒次數減少，精神、食納、體力好轉。

哮　　喘

　　突然發作，以呼吸喘促，喉間哮鳴有聲爲臨牀特徵的疾病，類似現代醫學的支氣管哮喘和哮喘型支氣管炎，以及其他原因如慢性氣管炎、肺氣腫等引起的哮喘。

處 方 1
【來源】《理瀹駢文》
【配方】見咳嗽處方2。
【用法】膏藥溫化貼臍或貼心口、丹田，或幾處同時貼。
【主治】寒性哮喘。
【按語】本方名爲溫肺膏。

處 方 2
【來源】經驗方
【配方】白果、蘇子、地龍、佩蘭、川椒、野蕎麥根各等份，壓粉裝瓶備用。
【用法】每次取藥粉1克，以白酒調成膏狀，納入臍中，常規法固定（見說明）。每日用藥一次。
【主治】哮喘。

處 方 3
【來源】《浙江中醫雜誌》1980年5月，第233期。
【配方】蒼耳子、蒼朮、細辛、白芥子各五份，公丁香、肉桂、半夏各三份，人造麝香一份，共壓細粉，瓶貯備用。

【用法】每次取粉 2 克放入臍內，常規法固定。兩天換藥一次，十
　　　　次爲一療程，連用三個療程，療程間可休息數天。

【主治】支氣管哮喘。

【按語】治療 30 例，顯效 24 例。

咯　　血

咯血又稱咳血。血出自肺，經氣管咳嗽而出，或純血鮮紅，
間夾泡沫，或痰血相兼，或痰中帶血，均稱爲咯血。主要見於肺
結核、肺炎、支氣管擴張、肺癌等肺部疾患。

處 方 1

【來源】經驗方

【配方】生大黃壓粉。

【用法】取藥粉 10 克，以醋調膏塗臍，每日用藥一次，連用五
　　　　天。

【主治】咯血。

處 方 2

【來源】經驗方

【配方】鮮茜草根 10 克。

【用法】上藥打爛成糊，塗臍，常規法固定（見說明）。每日用藥
　　　　一次，連用五天。

【主治】咯血。

冠心病

　　冠心病是冠狀動脈粥樣硬化性心臟病的簡稱，是由於冠狀動脈粥樣硬化使管腔狹窄或閉塞，導致心肌缺血、缺氧而引起的心臟病。臨牀表現以心絞痛、心律不齊或心肌梗塞爲主，檢查有心肌供血不足的心電圖改變。心絞痛發作的誘因常爲體力勞累、情緒激動、受寒、飽食、便秘、體位迅速改變等。冠心病的致病因素，有過度緊張的腦力勞動、過度吸煙、高血壓、肥胖、高脂血症等。本病屬中醫的胸痹、眞心痛範疇。

處方 1

【來源】《中醫雜誌》1990 年 6 月，第 33 期。

【配方】蘇木等氣味俱厚的中藥，製成軟膏狀。

【用法】先用棉球乾擦臍部，去除臍垢，然後將藥塗臍。塗藥直徑爲 2.5 公分，厚約 1 公厘，外用膠布封固。兩天換藥一次，七次爲一療程。

【主治】冠心病。

【按語】治療 227 例，其中 172 例有心絞痛，經貼臍治療顯效者 82 例，有效 85 例，無效 5 例。

處方 2

【來源】魏振裝

【配方】菖蒲、生山楂、川芎、赤芍、黨參、葶藶子各 100 克，用 4000 毫升水浸兩小時，煎三十分鐘，取濾液，再加水復煎一次，兩次濾液混合，濃縮成稠液，加鬱金粉 150 克，

烘乾壓粉，裝瓶備用。

【用法】每次取藥粉 0.1～0.2 克，放入臍中，上壓一乾棉球，膠布固定。二十四小時換藥一次，用五天停兩天，兩週為一療程，連用一～四個療程。

【主治】冠心病。

【按語】治療冠心病患者 84 例，顯效 51 例，有效 28 例，無效 5 例。

處 方 3

【來源】魏振裝

【配方】檀香、鬱金、薤白、陳皮等二十餘種中藥，經科學加工，取 23 克藥料裝入布袋內製成藥芯，將藥芯裝入固定帶中，做成臍療帶。

【用法】藥帶中心對準臍部，繫於腰。一般僅白日佩帶。

【主治】冠心病、慢性心衰、慢性支氣管炎、支氣管哮喘。

【按語】本產品名為肺心寶臍療帶。治療冠心病 185 例，顯效 72 例，有效 97 例，無效 16 例；慢性支氣管炎 152 例，顯效 59 例，有效 74 例，無效 19 例。

慢性心功能不全

慢性心功能不全多在如風濕性心臟病、高血壓性心臟病、先天性心臟病等基礎上發生。由於心臟長期負荷過重，心肌收縮力減弱，心臟排血量減少，全身供血不足，同時出現靜脈回流不暢、臟器鬱血等一系列臨牀表現。主要症狀是呼吸困難、咳嗽、

心悸、紫紺、食納不振、浮腫等。

處　方

【來源】魏振裝

【配方】炙附子、茯苓、白人參、白朮、赤芍、麝香等藥壓粉，以藥用基質調藥製成每粒含藥粉 0.5 克的錠。

【用法】先以溫水洗淨擦乾臍部，放一粒藥錠於臍內，外蓋一塊塑膠薄膜和紗布，用膠布固定紗布四周。二十四小時換藥一次，連續用藥七天。

【主治】慢性心功能不全。

【按語】以超聲心動等檢查作為判斷改善心功能的客觀指標，並設對照組，以雙盲法做了臨牀觀察，中藥敷臍組的 17 例，有顯著的強心利尿、增強心肌收縮力、改善心臟功能的作用，安全無副作用。為治療慢性心功能不全，增加了一種使用方便、取效快、療效好的新方法，可作為心臟手術前準備的一項新措施，對嚴格限制進水量的心衰患者，也是一種好的治療方法。

高血壓病

高血壓病是一種以動脈血壓增高為主的臨牀綜合證。凡收縮壓等於或高於 160mmHg（21.3kPa），舒張壓等於或高於 95mmHg（12.7 kPa），兩者具有一項即可確診為高血壓。常見症狀有頭痛頭暈、後頸發硬、耳鳴眼花、失眠多夢、頭重腳輕、肢體麻木等，晚期常可併發心、腦、腎疾患。本病屬於中醫的頭

痛、眩暈等範圍，其發生常與暴怒煩躁等情志過極、嗜食肥甘，或素體陽盛等因素有關。

處 方 1

【來源】《新中醫》1981 年 3 月，第 33 期。

【配方】膽汁製吳茱萸 500 克，醋製白礬 100 克，硫黃、朱砂各 50 克，龍膽草醇提物 6 克，環戊甲噻嗪 175 毫克。混合研粉，裝瓶備用。

【用法】先將臍部用溫水洗淨擦乾，每次取藥粉 0.2 克左右，放入臍內，蓋棉球，以膠布固定。每週換藥一次，同時測量血壓。連用一個月，不見效者爲無效。

【主治】高血壓病。

【按語】治療 116 例，顯效 34 例，有效 56 例，無效 26 例。

處 方 2

【來源】《上海中醫藥雜誌》1983 年 1 月，第 27 期。

【配方】雙氫克尿塞 5 毫克、地巴唑 4 毫克、利眠寧 2.5 毫克、硫酸胍生 1 毫克、利血平 0.06 毫克、澱粉 25 毫克，混合研粉。此爲西藥組的用藥，中藥組的藥物同處方 1。

【用法】先將臍部用溫水洗淨擦乾，中藥組每次用量爲 200～300 毫克，四藥組每次用量 100 毫克，放臍中，蓋軟紙片和棉球，用膠布固定，每週換藥一次。

【主治】高血壓病。

【按語】中藥組 302 例，顯效 170 例，有效 85 例，無效 47 例；西藥組 51 例，顯效 33 例，有效 9 例，無效 9 例。兩組療效無顯著差異。

處方 3

【來源】《中國針灸》1990 年 2 月，第 15 期。

【配方】吳茱萸、川芎各等份，共壓細粉，密貯備用。

【用法】將臍用酒精棉球擦乾淨，取藥粉5～10 克放入臍中，外以
　　　　麝香虎骨膏固封。三天換藥一次，一個月爲一療程。

【主治】高血壓病。

【按語】治療 84 例（Ⅰ期3例，Ⅱ期75例，Ⅲ期6例），顯效 42 例，有
　　　　效 36 例，無效 6 例，總有效率93 ％。

中　風

　　中風亦稱卒中，有中經絡、中臟腑之分。中經絡者但見口眼
歪斜、肌膚麻木、半身不遂、言語不利等症，一般無神志改變；
中臟腑者猝然昏仆、不省人事，並見中經絡症狀。發病特點是急
性發病，好發年齡多在四十歲以上。每因氣怒、過勞、酗酒、感
寒等而誘發，未發前常有先兆症狀。其病屬本虛標實，急性期以
內風、痰濁、邪熱、瘀血等標實突出。中風類似現代醫學的腦出
血、腦血栓形成、腦梗塞、高血壓腦病等。

處方 1

【來源】《針灸聚英》

【配方】艾炷。

【用法】灸臍百壯。

【主治】中風昏迷。

處 方 2

【來源】經驗方

【配方】菖蒲、川芎、羌活各 50 克，共壓細粉，再與冰片 5 克、牛黃 3 克共研勻，裝瓶備用。

【用法】取藥粉 5 克，以蜂蜜調膏塗臍，常規法固定（見說明）。每日用藥一次。

【主治】中風。

胃　　痛

　　胃痛又稱胃脘痛，是以胃脘部經常發生疼痛爲主症的病症。其發生與飲食不節、情志刺激、勞累過度、飲冷受寒、脾胃不健等因素有關。本病類似於現代醫學的急性胃炎、慢性胃炎、胃及十二指腸潰瘍、胃痙攣、胃神經官能症等疾病。

處 方 1

【來源】《理瀹駢文》

【配方】沈香、木香、丁香、肉桂、麝香、雄黃、朱砂各等份，黑膏藥。

【用法】取上藥 1 克，以人乳調藥敷臍，外貼黑膏藥。

【主治】胃痛。

處 方 2

【來源】經驗方

【配方】艾葉 200 克、白芷 60 克、香附 40 克，當歸、川椒各 30

克。

【用法】上藥分作兩份，先取一份炒熱裝布袋熨臍，冷則更換，每
　　　　次熨二十分鐘，日熨兩次。

【主治】塞性胃痛、氣滯胃痛、血瘀胃痛。

處 方 3

【來源】《上海針灸雜誌》1987 年 3 月，第 39 期。

【配方】火罐。

【用法】在臍部拔火罐，每次十五～三十分鐘，一～三日治療一
　　　　次。

【主治】虛寒性胃痛。

【按語】臍部拔火罐還可治療哮喘、久瀉、蕁麻疹等。

處 方 4

【來源】《浙江中醫雜誌》1988 年 12 月，第 549 期。

【配方】黃芪、黨參、丹參各 15 克，當歸、白朮、白芍、枳殼、
　　　　生薑末各 10 克，升麻、柴胡各 6 克。共壓細粉，裝瓶備
　　　　用。

【用法】將 10 克藥粉放入臍內，外以膠布固封，三天換藥一次，
　　　　每天隔藥艾灸一次，藥與艾之間放一圓形金屬蓋，艾條長
　　　　約 1.5 公分，連灸三壯，一個月為一療程。

【主治】虛寒性胃痛。

胃　下　垂

　　胃下垂是立位時胃下緣達盆腔、胃小彎弧線最低點降到髂嵴連線以下的病證，多見於體瘦、肌肉不發達者。部份患者可同時見到其他臟器下垂。本病相當於中國醫學的胃脘痛、痞氣等。臨牀診斷主要依據是 X 線透視見胃小彎最低點在髂嵴連線以下，部份患者伴有如肝、腎、子宮等其他臟器下垂。

處　方　1
【來源】《中醫外治法集要》
【配方】蓖麻子仁 20 克、五倍子 10 克。
【用法】上藥共搗爛，紗布包裹，貼敷臍上，常規法固定（見說明）。
【主治】胃下垂。

處　方　2
【來源】經驗方
【配方】生黃芪、黨參、山茰肉各 100 克，吳茰、乾薑各 30 克，升麻、柴胡各 20 克。
【用法】取上藥一半，炒熱或蒸熱，裝布袋外熨臍部。每日一～二次，每次二十分鐘，藥涼則以另一半藥加溫替用。
【主治】胃下垂。

呃　逆

　　呃逆俗稱打嗝，是氣逆上沖，出於喉間，呃呃連聲，不能自制的病證。其病機主要是胃氣上逆，由於膈肌痙攣而發生。引起膈肌痙攣的原因，雖主要由於飲冷受寒和情緒不舒，但胃、腸、肝、膽、腹膜、食道、縱隔等器質性疾病亦可引起，如危重病時出現的呃逆，又多為中氣衰敗的表現，應引起注意。

處方 1
【來源】《中國灸法集粹》
【配方】小茴香 75 克，吳茱萸、乾薑、丁香各 50 克，肉桂、硫黃各 30 克，蓽撥 25 克，梔子 20 克，胡椒 5 克，共壓細粉。
【用法】取藥粉 25 克，加入等量麵粉水調成糊膏狀，敷臍，上蓋軟塑膠薄膜和紗布，膠布固定。或再加熱水袋熱敷，每次敷貼三～六小時，每日一～二次。
【主治】胃寒呃逆。

處方 2
【來源】經驗方
【配方】丁香、柿蒂、韭菜子、枳殼各等份壓粉。
【用法】取藥粉 10 克，以醋調為膏塗臍，常規法固定（見說明）。一日一換，呃止停用。
【主治】呃逆。

處 方 3

【來源】《浙江中醫雜誌》1991 年 12 月,第 541 期。

【配方】香煙。

【用法】用點燃的香煙,放在距臍 1 公分處進行熏灼,使局部皮膚
　　　　有灼熱感,煙熏幾分鐘。

【主治】呃逆。

結　　胸

　　結胸指胃脘部甚至腹部按之硬滿而痛爲主要臨牀表現的病
證,多由於痰、熱、水、食、氣結於胃腸,類似現代醫學的急性
胃腸炎。

處 方 1

【來源】《簡明醫彀》

【配方】黃連 2 克壓粉,巴豆去殼七粒,艾炷。

【用法】前兩藥共搗捏成餅狀,放臍中,上放艾炷灸數十壯。

【主治】結胸。

處 方 2

【來源】經驗方

【配方】生大黃、芒硝、葶藶子、杏仁各 3 克,共壓細粉。

【用法】以水調上藥成糊狀敷臍,常規法固定(見說明)。

【主治】結胸。

吐　血

　　吐血又稱嘔血，是血出於胃或食管，經口吐出或嘔出，多夾有食物殘渣，並常伴有脘脅脹悶疼痛的病證，主要見於現代醫學的胃潰瘍、十二指腸潰瘍、急性胃炎、食管炎，以及肝硬變所致食管、胃底靜脈曲張破裂引起的上消化道出血。一般發病較急，吐血前多有噁心、胃脘不適等症，常有胃痛、脅痛等病史。

處方 1

【來源】《理瀹駢文》
【配方】大黃壓粉。
【用法】取藥粉 15 克，以醋調膏敷臍。
【主治】吐血。

處方 2

【來源】經驗方
【配方】鮮小薊 50 克。
【用法】上藥打爛成糊，塗臍，常規法固定（見說明）。每日用藥
　　　　一次，連用三天。
【主治】吐血。

腹　痛

　　腹痛是發生於胃脘部以下，恥骨以上部位的疼痛。腹痛可發

生於現代醫學的急、慢性胰腺炎、急慢性腹膜炎、急慢性腸炎、
腸痙攣、胃腸神經官能症等病。臍療所治的腹痛以腸痙攣、胃腸
神經官能症和慢性炎症爲妥，急性炎症應以綜合治療爲好。

處 方 1
【來源】《外臺祕要》
【配方】艾炷。
【用法】灸臍七～四百壯。
【主治】腹痛、疼痛上沖心口。

處 方 2
【來源】《理瀹駢文》
【配方】炙附子 10 克、甘遂 5 克、蛇牀子 3 克、麝香 0.3 克，共
　　　研細粉。
【用法】取藥粉 3 克，以白酒調膏敷臍。常規法固定（見說明）。
【主治】腹痛。

處 方 3
【來源】《理瀹駢文》
【配方】胡椒十粒、葱白 30 克、百草霜 15 克。
【用法】上藥共搗成膏敷臍，常規法固定。
【主治】寒性腹痛。

處 方 4
【來源】《驗方新編》
【配方】硫黃 3 克、胡椒 1.5 克，共爲細粉，黃蠟 3 克放勺內加溫

溶入，與藥粉攪勻，製丸如芡實大。黑膏藥。

【用法】取一丸放臍內，外貼黑膏藥。

【主治】腹痛。

【按語】本方名爲護臍丸。

處方 5

【來源】《理瀹駢文》

【配方】人參、炙附子、炮薑、肉桂等份壓粉。

【用法】取 1 克藥粉放臍中，上貼暖臍膏。

【主治】虛寒性腹痛。

處方 6

【來源】經驗方

【配方】硫黃、吳茱萸各 6 克，共壓細粉，大蒜兩瓣。

【用法】上藥搗勻成膏，塗敷臍中，常規法固定。每日用藥一次，
連用五天。

【主治】寒性腹痛。

處方 7

【來源】經驗方

【配方】白胡椒研粉。

【用法】每次取 0.5 克，納入臍中，外貼膠布。每日用藥一次，連
用五天。

【主治】感寒腹痛。

處方 8

【來源】經驗方

【配方】皮硝 50 克。

【用法】皮硝打碎，裝入布袋中，稍加水濕潤，敷臍或兼敷痛處，
　　　　常規法固定。每日用藥一次，連用五天。

【主治】食滯腹痛、濕熱腹痛。

處方 9

【來源】《常見病驗方研究參考資料》

【配方】橘子葉、柚子葉各 500 克。

【用法】放鍋內紗熱，分成兩份用布包好，乘熱熨臍，冷則更換。

【主治】寒性腹痛。

處方 10

【來源】《大眾中醫藥》1988 年 3 月，第 29 期。

【配方】風油精。

【用法】將風油精數滴滴入臍內，外貼傷濕止痛膏或膠布。

【主治】寒性腹痛和胃痛。

腹　　鳴

　　腹鳴是指腹內腸鳴，轆轆作響為主要臨牀症狀的病證。多因
胃氣虛而水穀不化，脾弱不能轉運，欲通而不得，邪正搏結，則
生腹鳴。常見於現代醫學的胃腸神經官能症、慢性腸炎等病。

處方 1

【來源】《備急千金要方》

【配方】艾炷。

【用法】灸臍數壯乃至數十壯，每日一次，連用十天爲一療程，無效，休息一週，再行第二療程。

【主治】腸中常鳴，上沖於心。

處方 2

【來源】經驗方

【配方】半夏、黃芩、黃蓮、乾薑、甘草、黨參、艾葉、吳萸各50克。

【用法】上藥均分兩份裝入布袋，以水浸濕，蒸熱敷臍。每日一～二次，每次二十～三十分鐘，兩袋藥輪熨。

【主治】腹鳴。

處方 3

【來源】經驗方

【配方】黨參、炙附子、乾薑、生白芍、生甘草等份壓粉。

【用法】取藥粉1克，以蜂蜜調膏，敷臍，常規法固定（見說明），每日用藥一次。

【主治】腸鳴。

腹　　脹

　　腹脹又稱腹滿、腹脹滿。腹脈是指胃脘以下腹部自覺脹滿，

外觀腹部膨滿，叩之多呈鼓音。依病程長短有慢性和急性之分，慢性腹脹主要是慢性胃腸炎、肝炎等疾患致使胃腸功能紊亂，腸中食物消化不良腐敗發酵，產生過多的氣體，再因腸蠕動紊亂，腸中過多的氣體排出不暢而生腹脹；急性腹脹多由於手術的麻醉藥物或其他疾病影響了胃腸功能，而產生腹脹。

　　中醫認為腹脹的病因，有外受寒、熱、濕等邪所侵，內則肝鬱氣滯、脾胃不和，致使食積、痰蓄、濕停、氣滯大腸，傳導失暢而引起腹脹。除藥物治療外，還應注意精神和飲食的調理。

處　方　1
【來源】《肘後備急方》
【配方】生薑 250 克
【用法】生薑切碎分作兩份，先取一份炒熱，布包熨臍，涼則換另一包。
【主治】腹滿。

處　方　2
【來源】《方金翼方》
【配方】細鹽、艾炷。
【用法】隔鹽灸臍十四壯。
【主治】脹滿。

處　方　3
【來源】《本草綱目》
【配方】法半夏 3 克、生薑。

【用法】以薑汁調藥粉成膏貼臍，常規法固定（見說明）。

【主治】腹脹。

處 方 4

【來源】《中醫外治法集要》

【配方】冰片 0.2 克

【用法】將冰片研為細末，納入臍中，用膠布固封，外用熱水袋熱
　　　　敷。每次三十分鐘，每日一換。

【主治】實滯腹脹。

處 方 5

【來源】經驗方

【配方】枳實、厚朴、檳榔各等份壓粉。

【用法】取藥粉 2 克，以酒調藥粉為膏敷臍，每日一換，常規法固
　　　　定。

【主治】腹脹。

處 方 6

【來源】《遼寧中醫雜誌》1982 年 2 月，封 4 期。

【配方】厚朴、枳實等份研粉，裝瓶備用。肝鬱加香附、柴胡；痰
　　　　飲加半夏、茯苓。

【用法】每次取 2 克藥粉放臍中，或用薑汁、葱汁、黃酒等調膏敷
　　　　臍，外以膠布固定。每週換藥一次，連用四～六次。

【主治】肝胃不和、脾胃虛寒所致腹脹。

【按語】編者舉患腹脹病案 6 例，因此藥四～六次癒。

處 方 7

【來源】《河北中醫》1984 年 4 月，第 16 期。

【配方】白芥子、白胡椒各 30 克，公丁香、肉桂各 10 克，共爲細末。

【用法】將藥粉分成三份，每次取一份，以醋調膏敷臍，兩小時換藥一次。

【主治】腹脹。

【按語】有 1 例心肌梗塞患者，在搶救中出現腹脹，雖經肛管排氣兩次和口服 40 % 豆蔲酊，腹脹未能緩解，改用本方敷臍三小時，出現腸鳴，矢氣數次，之後又排三次稀軟便，腹脹隨之消失。

處 方 8

【來源】《廣西中醫藥》1988 年 3 月，第 5 期。

【配方】鮮艾葉、鮮牡荊嫩葉各 50 克，茶油 10 克，鹽少許。

【用法】將鮮艾葉和鮮牡荊葉搗碎，放鍋內加茶油、鹽，用文火炒熱，放紗布中包裹後置臍上，外以繃帶固定，冷時取下再炒熱，重複使用，連用二～三次。

【主治】腹脹。

【按語】本方治療中毒性消化不良的腹脹和腹腔術後腹脹 5 例，均效。艾葉和牡荊葉均含有揮發油，氣味芳香辛竄，有溫中散寒、消脹除滿的作用，炒熱敷臍，透藥氣和熱氣入腹，改善腸道功能而消除脹滿。

處 方 9

【來源】《新中醫》1982 年 2 月，第 50 期。

【配方】麝香 0.15 克、芒硝一小塊如黃豆大。

【用法】上藥混合研勻，置臍內，外敷棉墊，用布帶或繃帶纏腰一
～二圈固定。患兒以仰臥為好，可防止藥粉外漏。一次敷
十多個小時，如再敷，需間隔半天。

【主治】新生兒腹脹。

【按語】舉病案 2 例，症見大便不通、腹脹，叩診呈鼓音、腸鳴音
亢進，敷此方藥一～三次癒。新生兒胃腸嬌嫩，哺乳不當
易致消化不良，而且身體又缺少對輪狀病毒等的抗體。這
些抗體可從母乳中獲得，但是如果食牛乳或代乳品，一旦
接觸這類病毒時就易被感染而發生急性非細菌性嬰兒胃腸
炎。新生兒服藥有困難，臍療是使用方便、療效又好的方
法。

處 方 10

【來源】《中西醫結合雜誌》1986 年 6 月，第 367 期。

【配方】麝香回陽膏、萊菔子。

【用法】使用時將膏藥放溫開水中浸泡一分鐘，然後取出捏成薄
片，再將一勺去殼的萊菔子放在膏藥中心，敷貼臍部。

【主治】術後腹脹。

【按語】治療腹部手術後併發腹脹氣 16 例，敷藥後肛門排氣快者
三十分鐘，慢者四小時。有效 15 例，無效 1 例。

處 方 11

【來源】《遼寧中醫雜誌》1991 年 12 月，第 33 期。

【配方】火罐。

【用法】上、中腹脹，取中脘穴和臍；下腹脹取臍和關元穴。患者

取仰臥位或坐位，術者左手拿火罐，右手持鑷子夾住燃燒的酒精棉球在罐內轉一下，迅速將火罐扣在選好的穴位上，留罐十～二十分鐘，每天一～三次。

【主治】腹脹。

【按語】治療 90 例，顯效 54 例，有效 33 例，無效 3 例。

便　秘

便秘是指大便秘結不通，排便時間延長，或雖不延長而排便困難，多兼腹滿脹痛。便秘多由大腸傳導功能失常，糞便在腸道停留過久，水分被吸收，而致糞便乾燥堅硬。相當於現代醫學的習慣性便秘、腸道炎症恢復期、手術後排便困難、產後排便困難、藥物引起的便秘等。

處　方　1

【來源】《理瀹駢文》

【配方】生大黃、皂角、黑丑、芒硝各等份壓粉。

【用法】取藥粉 5 克，水調為膏敷臍，常規法固定（見說明）。

【主治】便秘。

處　方　2

【來源】《理瀹駢文》

【配方】大戟粉 1.5 克、棗肉十個。

【用法】上藥共搗為膏，敷臍，常規法固定。

【主治】便秘。

處方 3

【來源】《理瀹駢文》

【配方】炙附子、苦丁香各 15 克，炙川烏、白芷、皂角各 9 克，胡椒 3 克，麝香 1 克，共壓細粉，大蒜適量。

【用法】藥粉 3 克與適量大蒜共搗為膏敷臍，常規法固定。

【主治】冷秘。

處方 4

【來源】《中醫外治法集要》

【配方】食鹽 5 克、甘遂 3 克、麝香 0.3 克、艾炷適量。

【用法】用溫水清洗患者臍部，75 % 酒精塗抹皮膚消毒。麝香研細末，納於臍中，膠布固定。再把甘遂、食鹽為細末，放膠布上面，上置艾炷灸之。一般五～七壯，大便即通。

【主治】冷積便秘。

處方 5

【來源】《中國肛腸病雜誌》1990 年 3 月，第 38 期。

【配方】製馬錢子 15 克，藿香、丁香、獨活、艾葉各 10 克，香附、當歸、肉桂、川芎、防風、白蔻仁、黃柏各 5 克，小茴香 3 克。

【用法】上藥壓粉，取適量藥粉，以紗布包成如雞蛋大，放在臍上，外用繃帶固定，十五天為一療程。

【主治】老年習慣性便秘。

大便不通

指大便秘結，壅塞不通，往往十日半月不便，閉塞阻隔，甚至胸腹脹滿，氣悶欲絕。實證多由邪熱入裡，胃火爍津，大腸熱結；虛證有血虛津枯，或老人陽氣虛損，大腸傳導失司。

處 方 1
【來源】《太平聖惠方》
【配方】鹽。
【用法】鹽研細放臍中，以手掌按摩臍部三十分鐘。
【主治】大便五六日不通。

處 方 2
【來源】《理瀹駢文》
【配方】大黃、元明粉、生地、當歸、枳實各 30 克，厚朴、陳皮、木香、檳榔、桃仁、紅花各 15 克，共壓細粉。
【用法】取藥粉 5 克，以香油調膏敷臍，常規法固定（見說明）。
【主治】大便不通。

腸 梗 阻

腸梗阻是腸道傳導阻滯不通的一種外科常見急腹症，嚴重時常危及生命。主要症狀是腹痛、腹脹、嘔吐、不排便、不排氣。

腸梗阻的病因和類型很多。按梗阻機理分類：

1.機械性腸梗阻：由於腸外因素如黏連、腸扭轉、腹腔內腫瘤壓迫等，或腸壁因素如腸套疊、炎症性狹窄和腸壁腫瘤等，或腸腔內因素如蛔蟲、異物、糞便堵塞等。

2.動力性腸梗阻：由於支配腸管的內臟神經失調而影響腸壁肌肉的動力，一種是麻痺性，腸管壁肌肉蠕動無力，常併發於急性彌漫性腹膜炎、腹部創傷、脊髓損傷、腹部大手術後；一種是痙攣性，有時在腸炎、腸道功能紊亂時腸壁肌肉過度收縮而造成暫時性腸腔狹小。

3.血運性腸梗阻：由於腸系膜血管栓塞引起腸管血循環障礙，從而導致腸麻痺，腸內容物不能運行。

按腸壁血運有無障礙分類：

1.單純性腸梗阻：僅有腸內容物通過受阻，而腸管並無血運障礙。

2.絞窄性腸梗阻：可因腸系膜血管受壓、血管栓塞而使相應腸段發生急性缺血。治療不及時，易很快導致腸壁壞死、穿孔。

腸梗阻的治療原則是盡快解除梗阻，恢復腸道的通暢。急性單純性機械性腸梗阻，可先採用非手術療法，嚴密觀察，十二小時後如無好轉，應考慮手術；絞窄性腸梗阻應以及時的手術治療為主，但是臍療對早期患者多有較好的療效，在醫生嚴密觀察下，對短時間內不能解除梗阻的患者，應及時手術治療；麻痺性腸梗阻主要採用非手術療法。

中醫認為腸梗阻屬腑實證，由於寒熱內結，或飲食所傷、七情勞累、跌撲閃挫、蟲積濕滯等，使腑氣不運、地道不通、糟粕內停所致。

處 方 1

【來源】《遼寧中醫雜誌》1980 年 11 月，第 30 期。

【配方】小茴香 75 克，吳茱萸、乾薑、公丁香各 50 克，肉桂、硫黃各 30 克，蓽撥 25 克，梔子 20 克，胡椒 5 克。共研細末，裝瓶備用。

【用法】小兒用藥 15 克，加等量麵粉，用開水調成糊狀，敷臍，再加用暖水袋熱熨。

【主治】小兒中毒性消化不良的麻痺性腸梗阻。

【按語】舉病案 1 例：為兩個月的嬰兒，由於中毒性消化不良致麻痺性腸梗阻，症見腹脹、腸鳴音消失、二便不通、四肢厥冷。用本法兩小時後，腸鳴音逐漸恢復，自行排氣數次，腹脹漸減；連敷六小時，腸鳴音活躍，腹脹消除。

處 方 2

【來源】《江蘇中醫雜誌》1987 年 10 月，第 5 期。

【配方】蒼朮、白芷、細辛、牙皂各 50 克，丁香、肉桂各 10 克。共研細末，裝瓶備用。

【用法】取蔥白一撮，切碎搗爛成泥，加藥粉 20 克，拌勻敷臍，外蓋一塊白布，以膠布固定，連敷十二小時。

【主治】麻痺性腸梗阻。

處 方 3

【來源】《湖南中醫雜誌》1988 年 2 月，第 46 期。

【配方】鮮橘葉 100 克切碎、萊菔子 60 克壓粉、鮮菖蒲 60 克搗爛、蔥白五根、白酒 50～100 克。

【用法】將上藥放鍋內炒熱，用紗布包好，外熨臍部，藥涼則再加

酒炒熱外熨，如此反覆多次，至腹脹腹痛減輕，肛門排氣排便。

【主治】各種早期腸梗阻。

【按語】用本法治療不完全性腸梗阻2例，完全性腸梗阻1例，機械性腸梗阻5例，動力性腸梗阻7例，絞窄性腸梗阻1例，單用臍療者10例，兼服大承氣湯者6例，均在兩天內梗阻解除。

處 方 4

【來源】《浙江中醫雜誌》1988年3月，第105期。

【配方】蔥白250克、食鹽500克。

【用法】上藥放鐵鍋內炒熱，布包，從臍開始，沿順時針方向由內而外溫熨腹部。若冷再加溫，如法重複多次。

【主治】電擊性腸麻痺。

【按語】舉病案1例：於電擊後出現腹脹，不排矢氣，腸鳴音消失。用本法治療兩小時後，可排矢氣，諸症逐漸緩解。

處 方 5

【來源】《江西中醫藥》1988年5月，第39期。

【配方】蔥頭50克，萊服子、枳實、廣木香、白酒各30克，食鹽500克。

【用法】先將枳實、廣木香、萊菔子、食鹽放鐵鍋內炒熱，再加白酒和蔥頭混勻，以紗布包裹外敷臍部，藥冷則重新加溫再敷，每次敷三十～六十分鐘，為了提高藥溫，可在藥袋上壓暖水袋。

【主治】麻痺性腸梗阻、黏連性腸梗阻。

【按語】本法治療痲痺性腸梗阻 4 例，黏連性腸梗阻 10 例，治癒 8 例，顯效 5 例，無效 1 例。

處 方 6

【來源】《中醫雜誌》1988 年 11 月，第 855 期。

【配方】丁香 30～60 克，研粉。

【用法】用 75％ 酒精調藥粉成糊狀，敷臍部，藥糊直徑約 7 公分左右，外用塑膠薄膜、紗布覆蓋，膠布固定。

【主治】痲痺性腸梗阻。

【按語】用本法共治療 20 例，其中腹部術後腸痲痺 10 例，彌漫性腹膜炎後腸痲痺 7 例，脊椎損傷性腸痲痺 3 例。用藥一次痊癒者 15 例，三次者 5 例。用藥兩小時後多可聽到腸鳴音，四～八小時多可排氣排便。

處 方 7

【來源】《湖南中醫雜誌》1986 年 2 月，第 50 期。

【配方】鮮苦楝樹皮 150 克、鮮蔥白 100 克。

【用法】上藥共搗爛，加醋適量調勻，用麵粉少量製成團狀藥餅，將餅敷於臍部，待藥餅乾燥後換藥，直至腹痛緩解、肛門排氣並排出蛔蟲為止。

【主治】蛔蟲性腸梗阻。

【按語】治療 30 例，二十四小時以內症狀緩解者 20 例，四十八小時以內者 8 例，四十八小時以上者 2 例。藥後排出蛔蟲時間在二十四小時以內者 9 例，四十八小時以內者 11 例，四十八小時以上者 10 例。

敷藥半天，如蟲團鬆解不明顯者可適當加以按摩。按摩方

法先是手掌心與包塊呈垂直方向進行，然後改順時針方向按摩，時間十五分鐘左右，梗阻解除或基本解除後，尚可加服驅蛔藥物。

便　血

便血指大便下血，無論在便前、便後，或血便夾雜而下，或純下鮮血，或柏油樣便，或大便潛血陽性者均為便血。現代醫學中的胃腸道炎症、潰瘍、息肉、腫瘤、寄生蟲，以及某些傳染病等所致的消化道出血者，多屬本病範圍。

處 方 1
【來源】《理瀹駢文》
【配方】生地 64 克，白芍、黃芩、黃柏、黑山梔、生甘草各 32 克，丹皮、犀角各 15 克。上藥用麻油 500 克熬汁，黃丹 222 克、石膏 125 克收膏，取少量攤布上製成黑膏藥。
【用法】取膏藥一張，溫化貼臍，每日一次，三～五天為一療程。
【主治】胃熱的便血。

處 方 2
【來源】經驗方
【配方】酒軍壓粉。
【用法】取藥粉 10 克，以醋調膏塗臍，常規法固定（見說明）。每日一次，連用三天。
【主治】便血。

處 方 3

【來源】經驗方

【配方】生艾葉30克。

【用法】將艾葉打爛成糊，稍加醋塗臍，常規法固定。每日用藥一次，連用三天。

【主治】便血。

痢　　疾

　　中國醫學的病名，痢疾是以大便次數增多、量少不爽、腹部疼痛、裡急後重、下赤白膿血便爲特徵。本病的症狀特點，可見於現代醫學的多種疾病，如急慢性細菌性痢疾、急慢性阿米巴痢疾、慢性非特異性潰瘍性結腸炎等。由於飲食不潔，濕熱或疫毒侵入腸胃，邪熱與氣血搏結腐敗化爲膿血而下痢，氣機阻滯而腹痛、裡急後重。

　　依大便赤白膿血的多少可分爲赤白痢；發病急驟，頭痛煩躁，甚至昏迷驚厥者爲疫毒痢(中毒性痢疾)；日久不癒，時發時止者爲久痢(慢性痢疾)。急性痢疾的治療，以清熱化濕、通腑泄毒、調和氣血爲主；久痢多虛中夾實，以調理脾胃爲主，兼以清腸。

處 方 1

【來源】《備急千金要方》

【配方】艾炷。

【用法】灸臍二三百壯。

【主治】赤白痢疾。

處 方 2

【來源】《本草綱目》

【配方】白蕎子 3 克壓粉、生薑 3 克。

【用法】上藥共搗成泥貼臍，常規法固定（見說明）。

【主治】痢疾。

處 方 3

【來源】《本草綱目》

【配方】田螺兩個、麝香 0.2 克。

【用法】上藥共搗成泥貼臍，常規法固定。

【主治】痢疾。

處 方 4

【來源】《本草綱目》

【配方】硫黃 3 克壓粉，蓖麻子五粒去殼。

【用法】上藥共搗成泥貼臍，常規法固定。

【主治】痢疾。

處 方 5

【來源】《本草綱目》

【配方】官桂、枯礬、朱砂各等份壓粉。

【用法】取藥粉 3 克，以水調成膏貼臍，常規法固定。

【主治】痢疾。

處 方 6

【來源】《簡明醫彀》

【配方】木鱉子六個研粉、雄黃 0.3 克。

【用法】上藥水調敷臍，常規法固定。

【主治】痢疾。

處方 7

【來源】《串雅內編》

【配方】硫黃 9 克、母丁香 3 克、麝香 1 克，共壓細粉。蒜、朱砂、黑膏藥。

【用法】取蒜適量與藥粉共搗成膏狀，製丸如梧桐子大，朱砂爲衣，取一丸放臍，以黑膏藥外貼。

【主治】痢疾。

【按語】本方名爲紅藥丸。

處方 8

【來源】《串雅內編》

【配方】本鱉子一個、母丁香四粒、麝香 0.3 克，共研細粉，水調製丸如芡實大。黑膏藥。

【用法】取一丸放臍中，外貼黑膏藥。

【主治】痢疾。

處方 9

【來源】《驗方新編》

【配方】巴豆一粒，綠豆、胡椒各三粒，紅棗兩個，共搗爲丸。

【用法】上丸放臍內，常規法固定。

【主治】痢疾。

處 方 10

【來源】《理瀹駢文》

【配方】蒼朮、厚朴、陳皮、炙甘草各 30 克，共壓粗末，裝入布
袋備用。熨斗。

【用法】藥袋放臍上，再用熱熨斗外熨。

【主治】痢疾、泄瀉。

處 方 11

【來源】《理瀹駢文》

【配方】蒼朮、厚朴、陳皮、炙甘草、羌活、炙草烏、黃連、吳
萸、大黃、枳殼、當歸、白芍、黃芩、木香、檳榔各 10
克，共壓粗末，裝入布袋中備用。熨斗。

【用法】同處方 10。

【主治】痢疾。

處 方 12

【來源】《理瀹駢文》

【配方】巴豆霜、胡椒、五靈脂、乳香、沒藥各 10 克，麝香 1
克，共壓細粉。

【用法】取藥粉 1 克與適量糯米飯共搗作丸，放臍中，常規法固
定。

【主治】寒痢。

處 方 13

【來源】《理瀹駢文》

【配方】大黃 2 克壓粉。

【用法】上藥以水調敷臍，常規法固定。

【主治】熱痢。

處 方 14

【來源】《理瀹駢文》

【配方】黃連 2 克，吳茱萸、木香各 1 克，共壓細粉。

【用法】上藥以水調敷臍，常規法固定。

【主治】紅白痢。

處 方 15

【來源】《針灸學報》1991 年 1 月，第 22 期。

【配方】附子、艾絨。

【用法】附子研粉，以酒調和作餅，約 6～10 公厘厚，放於臍部，
　　　　把艾絨搓捏成錐狀體如半個棗大，置於藥餅中央點燃，待
　　　　其燃盡自滅後復換，灸七壯，一日一次，五次為一療程。

【主治】虛寒痢。

【按語】治療 100 例，治癒 79 例，有效 20 例，無效 1 例。

噤 口 痢

　　痢疾而不能進食，食即吐出，或嘔不能食者，稱作噤口痢。
常見於疫痢和濕熱痢重症等病程中，多因濕濁熱毒蘊結腸中、邪
毒亢盛、胃陰受劫、升降失常所致。亦可見於久痢，由於中氣衰
敗，症見不思飲食、嘔惡不納、下痢頻繁、肌肉瘦削、胸脘痞悶
等。噤口痢可見於現代醫學的中毒性菌痢、部份細菌性食物中毒

等病。

處 方 1

【來源】《驗方新編》

【配方】丁香、杏仁、砂仁各五粒，紅棗(去核)一個，巴豆霜 0.3 克，沒藥 0.1 克，同搗成膏，分作兩丸。

【用法】取一丸放臍內，常規法固法(見說明)，另一丸口服。

【主治】噤口痢。

處 方 2

【來源】《理瀹駢文》

【配方】黃瓜藤 10 克，壓粉。

【用法】上藥以香油調膏敷臍，常規法固定。

【主治】噤口痢。

處 方 3

【來源】《理瀹駢文》

【配方】活田螺兩個，皂角、細辛各 9 克，葱三根，酒藥半個。

【用法】上藥共搗成膏敷臍，常規法固定。

【主治】噤口痢。

【按語】酒藥為釀製黃酒或江米酒用的麴。

處 方 4

【來源】《外治壽世方》

【配方】鮮大附子一個、熟石灰適量。

【用法】附子切片貼在石灰上，灑少量水，候附子片熱時取下，用

溫水沖去附著的石灰粉末，外貼臍，涼時再換，可連用三
～四次。

【主治】噤口痢。

【按語】該法是利用石灰和水發生化學反應過程中釋放的熱來加溫
附子片，但也可用別的方法加溫附子片。

處方 5

【來源】《外治壽世方》

【配方】木鱉子三個壓粉，麵餅。

【用法】藥粉放入臍內，再用剛烙好的麵餅熨臍，涼則再換。

【主治】噤口痢。

細菌性痢疾

　　細菌性痢疾簡稱菌痢，由痢疾桿菌引起，是夏秋季節常見的
一種消化道傳染病。主要症狀是發熱、腹痛、裡急後重和膿血黏
液便。大便鏡檢有多量紅白血球，便培養有痢疾桿菌生長。本病
屬中國醫學痢疾範疇，注意飲食衛生是預防本病的重要措施。

處方 1

【來源】《新醫藥通訊》1972 年 5 月，第 11 期。

【配方】苦參壓粉。

【用法】取藥粉 8 克，以溫水調成糊狀，製餅敷臍部，蓋玻璃紙，
每日用藥一次。

【主治】急性菌痢。

【按語】治療 100 例急性菌痢，治癒 87 例，好轉 8 例，無效 5
例，平均治癒日爲 6.3 天。

處 方 2

【來源】《四川中醫》1989 年 9 月，第 22 期。

【配方】黃連、滑石、車前子三味藥，以 1：5：5 的比例稱量取
藥，混合碾粉。

【用法】取藥粉 1～2 克填臍中，外貼膠布，每日用藥一～二次。
西藥根據病情對症處理，如糾正水、電解質代謝紊亂及代
謝性酸中毒，體溫高者使用退熱藥，腹痛劇者用普魯苯
辛。

【主治】菌痢。

【按語】本法治療 18 例菌痢，治癒 17 例，好轉 1 例，療程最長者
十天。

泄　　瀉

　　泄瀉又稱腹瀉，是指排便次數增多，每日排便數次，多者十
次以上，糞便稀薄，甚至如水樣，一般無裡急後重，糞便不夾雜
膿血，大便鏡檢可見少量紅白血球，一年四季均可發病，多見於
夏秋季節。本病包括現代醫學的急慢性腸炎、腸結核、胃腸神經
官能症、食物中毒等病。

　　泄瀉可分爲寒瀉，症見大便清稀或如水樣、腹痛腸鳴、形寒
肢冷，喜熱敷腹部；熱瀉症見瀉下急迫、熱灼肛門，糞色黃褐甚
臭，舌苔黃膩；食滯瀉，多有飲食不潔或不節史，腹滿脹痛、大

便臭如敗卵、噯腐吞酸、惡聞食臭、瀉後痛減；虛瀉，症見大便時溏時瀉、夾有不消化食物，神疲乏力，脈軟形衰。

處 方 1

【來源】《楊氏家藏方》

【配方】木香、炙附子、蛇牀子、吳茱萸、炙川烏、胡椒各6克，共壓細粉備用。白麵、生薑及熨斗。

【用法】每次取9克藥粉和6克白麵，用生薑汁和少量水調成糊狀，攤在紙上，外貼臍部，上蓋一毛巾，再用適溫的熨斗外熨。

【主治】虛寒性腹瀉、腹痛。

處 方 2

【來源】《楊氏家藏方》

【配方】硫黃15克研成細粉，蓖麻仁七個去殼，兩藥同搗如泥備用。熨斗。

【用法】每次取藥泥8克左右，填在臍中令滿，上蓋毛巾，再用適溫的熨斗外熨，每次熨四小時以上。

【主治】虛寒性腹瀉。

處 方 3

【來源】《楊氏家藏方》

【配方】炙附子30克，肉桂6克，木香3克，吳茱萸、馬藺花、蛇牀子各0.3克，共壓細粉。生薑、麵粉。

【用法】以生薑汁調0.5克麵粉和4克藥粉爲糊，攤紙上，貼臍和臍下部，過十分鐘左右，覺臍腹有熱感爲度。

【主治】泄瀉、腹痛。

【按語】本方名為替灸膏。

處方 4

【來源】《銅人腧穴針灸圖經》

【配方】艾炷。

【用法】灸臍數壯～一百壯。

【主治】腹瀉。

處方 5

【來源】《本草綱目》

【配方】蛇牀子 30 克和木鱉子四個，共研細粉。上藥同艾絨 30 克
　　　拌勻，裝入布袋備用。熨斗。

【用法】藥袋放臍上，再用適溫的熨斗外熨。

【主治】泄瀉。

處方 6

【來源】《本草綱目》

【配方】硫黃 6 克和蓖麻仁七個共搗，再同艾絨 15 克拌勻，裝入
　　　布袋中備用。熨斗。

【用法】藥袋放臍上，再用適溫的熨斗外熨。

【主治】泄瀉。

處方 7

【來源】《本草綱目》

【配方】木鱉子 2 克、丁香 1 克、麝香 0.3 克，共壓細粉。

【用法】取藥粉 1 克，以水調成膏狀，放臍內，常規法固定（見說明）。

【主治】泄瀉。

處 方 8

【來源】《本草綱目》

【配方】豬苓、地龍、朱砂等份壓粉，葱。

【用法】取藥粉 3 克，以葱汁調膏貼臍，常規法固定。

【主治】泄瀉。

處 方 9

【來源】《理瀹駢文》

【配方】蒼朮、厚朴、陳皮、炙甘草各 30 克，共壓粗末，裝入布袋中備用。熨斗。

【用法】藥袋放臍上，再用熱熨斗外熨。

【主治】泄瀉、痢疾。

處 方 10

【來源】《理瀹駢文》

【配方】蒼朮、厚朴、陳皮、炙甘草、豬苓、茯苓、白朮、澤瀉、官桂各 15 克，共壓粗末，裝入布袋中備用。熨斗。

【用法】同處方 9。

【主治】泄瀉。

處 方 11

【來源】《理瀹駢文》

【配方】蒼朮、厚朴、陳皮、山楂炭、車前子各 30 克，共壓粗
　　　末，裝入布袋中備用。熨斗。

【用法】同處方 9。

【主治】水瀉。

處 方 12

【來源】《理瀹駢文》

【配方】車前子壓粉。

【用法】取藥粉 3 克，水調敷臍，常規法固定。

【主治】水瀉。

處 方 13

【來源】《理瀹駢文》

【配方】肉桂、厚朴等量，壓粉。

【用法】取藥粉 3 克，以生薑汁調膏敷臍，常規法固定。

【主治】寒瀉。

處 方 14

【來源】《理瀹駢文》

【配方】滑石 30 克、白芍 15 克、丹皮 10 克、炙草 6 克、炮薑 1
　　　克，共壓細粉。

【用法】水調藥粉敷臍，常規法固定。

【主治】熱瀉。

處　方　15

【來源】《外治壽世方》

【配方】車前子、肉桂等份，壓粉。

【用法】取藥粉 2 克，以水調作膏塗臍，常規法固定。

【主治】寒泄。

處　方　16

【來源】《外治壽世方》

【配方】滑石、生甘草等份，壓粉。鮮車前草。

【用法】取藥粉 2 克，以車前草汁調藥粉爲膏塗臍，常規法固定。

【主治】熱泄。

處　方　17

【來源】《外治壽世方》

【配方】硫黃、枯礬、朱砂等份，壓粉。

【用法】取藥粉 1 克，水調爲丸放臍中，常規法固定（見說明）。

【主治】泄瀉。

處　方　18

【來源】《外治壽世方》

【配方】灶心土 300 克、艾葉 200 克、吳茱萸 100 克，共壓粗末。
　　　　醋 50 毫升。

【用法】藥末放鍋內炒熱，加入醋稍炒，裝布袋中，外熨臍，冷則
　　　　更換。

【主治】寒泄。

處 方 19

【來源】《外治壽世方》

【配方】酒糟 500 克、鹽 100 克。

【用法】上藥放鍋內炒熱，裝布袋中，外熨臍。

【主治】熱泄。

處 方 20

【來源】《外治壽世方》

【配方】艾絨 500 克、酒 100 毫升。

【用法】艾絨放鍋內炒熱，加入酒稍秒，裝布袋熨臍。

處 方 21

【來源】《外治壽世方》

【配方】硫黃、肉桂、吳茱萸、丁香各 3 克，麝香 1 克，共壓細
　　　　粉。青蔥、小黑膏藥，麩皮 0.5 公斤。

【用法】用蔥汁調 1 克藥粉成糊，塗臍中，外貼黑膏藥，再將麩皮
　　　　炒熱裝布袋中外熨。

【主治】腹瀉、腹痛。

急性胃腸炎

　　急性胃腸炎多由於飲食不潔，或暴飲暴食引起，發病急，潛伏期一般不超過二十四小時，開始為腹部不適，繼之噁心嘔吐，腹部陣發性絞痛並腹瀉，每日數次至數十次，糞便多呈水樣，含少量黏液；嚴重者可出現脫水及電解質紊亂、酸中毒、休克。污

染食物的細菌多爲沙門氏菌屬、嗜鹽菌、某些條件性致病菌（如變形桿菌、大腸桿菌）等。本病屬中國醫學泄瀉、嘔吐、霍亂的範疇。辨證分型主要是濕熱、寒濕和積滯。

處 方 1

【來源】《江蘇中醫》1963 年 12 月，第 15 期。

【配方】諸葛行軍散、薑片或蒜泥，棗核大的艾炷。

【用法】先用酒精棉球將患者的臍孔擦潔，然後取諸葛行軍散撒入臍孔，以塡平爲度。上置薑片一枚或少許蒜泥，艾炷放薑片上點燃灸之。候艾炷徐徐燃至將盡時，用鑷子夾去，另換一炷再灸。一般灸五～七壯，灸畢除去薑片，藥末留在臍內，用膏藥或膠布封貼。

【主治】急性胃腸炎、痢疾。

【按語】諸葛行軍散又名行軍散，出自《隨息居重訂霍亂論》。現市售行軍散的組方是薑粉、冰片、硼砂、硝石、雄黃、珍珠、牛黃、麝香。較古方去掉了金箔，增加了薑粉，該藥有辟瘟解毒的作用，可治療霍亂痧脹、暑熱頭暈、噁心嘔吐、泄瀉腹痛等。

處 方 2

【來源】《新中醫》1974 年 1 月，第 41 期。

【配方】吳茱萸 30 克、丁香 6 克、胡椒三十粒，共研細粉。

【用法】每次取藥粉 1.5 克，以凡士林調膏，敷臍，常規法固定（見說明）。每日用藥一次。

【主治】急性胃腸炎。

【按語】本方治療 55 例，療效明顯。

處 方 3

【來源】《遼寧中醫雜誌》1980 年 11 月，第 30 期。

【配方】小茴香 75 克，吳茱萸、乾薑、公丁香各 50 克，肉桂、硫黃各 30 克，蓽撥 25 克，栀子 20 克，胡椒 5 克，共研細末。

【用法】成人每次取藥 25 克、小兒 15 克，加等量麵粉，用開水調成糊狀，敷臍，再用暖水袋熱敷。

【主治】急性腸炎。

處 方 4

【來源】《新疆中醫藥》1985 年 1 月，第 60 期。

【配方】將消炎解痛膏剪成 1.5×1.5 公分大的方塊備用。

【用法】取穴是神闕、天樞、氣海、大腸俞、足三里等，將選穴處皮膚以酒精消毒後，貼上藥膏，連貼兩天。

【主治】急性腸炎。

【按語】本方治療 52 例，兩天內治癒 50 例，有效 1 例，無效 1 例。

慢性非特異性潰瘍性結腸炎

　　本病是一種原因未明的炎症性疾病，病變主要在直腸和結腸的黏膜和黏膜下層。臨牀主要表現爲黏液血性腹瀉、腹痛和裡急後重，病程遷延，容易復發。本病是慢性腸瀉較常見病因之一。可發生於任何年齡，但以靑壯年多見，男性稍多於女性。

處　方

【來源】《全國第二屆中醫外治學術交流會論文選編》

【配方】大青鹽 20 克，川椒、乾薑、香附各 15 克，細辛、防風、公丁香各 10 克，艾葉 3 克，蓽澄茄 1.5 克，吳茱萸 1 克。

【用法】將上藥加工成粗末，炒熱，裝入 30×20 公分的布袋中，放臍部，以患者感覺溫熱舒適爲宜，稍涼時可用電熨斗反覆熨藥袋，以保持藥袋溫度，施治時間最好在晚間進行，每日治療一次，每次四十～六十分鐘，連治四週爲一療程，一劑藥可用兩次。

【主治】慢性非特異性潰瘍性結腸炎。

霍　亂

　　霍亂係中醫病名，多發於夏秋季節，以發病急驟、來勢凶猛、劇烈而頻繁的上吐下瀉、腹痛或不痛爲特徵。清代以前所論的霍亂，是指無流行傳染性的急性吐瀉疾病，清代開始論及的霍亂，既包括了前者，又含有現代醫學的腸道烈性傳染病的霍亂。中醫的霍亂，包括現代醫學的霍亂、副霍亂、急性胃腸炎、細菌性食物中毒等。有人將霍亂、副霍亂稱爲「眞霍亂」，將急性胃腸炎、細菌性食物中毒等稱爲「類霍亂」。

　　中醫分型，主要有熱霍亂，症見發熱口渴、吐瀉物腐臭、腹中絞痛、小便黃赤、瀉物灼肛、舌苔黃膩；寒霍亂，症見泄物清稀，不甚臭穢，喜熱惡寒，四肢清冷；乾霍亂，症見卒然腹中絞痛，欲吐不得吐，欲瀉不得瀉，煩躁悶亂。

處 方 1

【來源】《肘後備急方》

【配方】細鹽、艾炷。

【用法】將 2 克左右細鹽放入臍內攤平，上放艾炷灸，連灸十四
　　　　壯。

【主治】霍亂。

處 方 2

【來源】《本草綱目》

【配方】薤白 3 克、艾炷。

【用法】薤白打碎放臍內攤平，上放艾炷灸七壯，不效再灸。

【主治】霍亂。

處 方 3

【來源】《本草綱目》

【配方】鹽 0.5 公斤。

【用法】將鹽炒熱，裝入布袋中，外熨臍周。

【主治】霍亂腹痛。

處 方 4

【來源】《本草綱目》

【配方】白芥子壓粉。

【用法】取藥粉 2 克敷臍，常規法固定（見說明）。

【主治】霍亂。

處 方 5

【來源】《隨息居重訂霍亂論》

【配方】胡椒七粒、暖臍膏一張。

【用法】胡椒研粉,以水調成膏,紗布包裹納臍中,外用暖臍膏封
貼,再加熱熨,蓋被休養,少頃腹中覺熱而身有汗則效。

【主治】寒霍亂。

霍亂轉筋

霍亂轉筋指霍亂吐利後,筋脈攣急,症以兩腿攣縮,或手腳
筋轉,重則腹部拘急為特徵。由於大吐大瀉、津液暴失、血氣虧
損、筋脈失養所致,或復感風冷而作。

處 方 1

【來源】《太平聖惠方》

【配方】薤白、鹽各1克,艾炷。

【用法】前兩味藥共搗成泥狀,取少量放入臍中攤平,上放艾炷灸
三十五壯。

【主治】霍亂轉筋。

處 方 2

【來源】《本草綱目》

【配方】細鹽、艾炷。

【用法】將鹽放入臍中,攤平,稍高於皮膚,上放艾炷灸數十壯。

【主治】霍亂轉筋。

處 方 3

【來源】《外治壽世方》

【配方】芥菜子 3 克壓粉。

【用法】取藥粉以沸水調膏塗臍，常規法固定（見說明）。

【主治】霍亂腹痛、兩腿轉筋。

霍亂亡陽

劇烈吐利未能速止，或延誤時機，常可陰損及陽，出現冷汗淋漓、惡寒肢厥、氣弱息微、神志昏迷、面色灰白、脈微欲絕的亡陽危險症候。

處 方

【來源】《備急千金要方》

【配方】細鹽、艾炷。

【用法】將食鹽炒熱放溫後填滿臍窩，略高出肚皮少許，另將艾絨捏成花生米大置於鹽上點燃灸，可灸數十壯，乃至百壯，至甦醒爲止

【主治】霍亂昏迷。

絞 腸 痧

「痧」是指感觸穢濁不正之氣而出現的腹痛、吐瀉等症。絞腸痧爲痧證之一種，主要見心腹絞切大痛，或如刀割或如錐刺或

如繩轉，痛極難忍。

處　方

【來源】《外治壽世方》

【配方】吳茱萸、食鹽各 120 克，共壓粗末。

【用法】上藥分成兩份，取一份炒熱裝入布袋中，熨臍腹，冷則更
　　　　換。

【主治】絞腸痧見陰症者。

脅　痛

　　脅痛是以一側或兩側脅肋部疼痛為主要表現的病證，也是臨床常見的一種自覺症狀。脅是指脅肋部，在胸壁兩側，由腋以下至第十二肋骨部的統稱。中醫認為肝主兩脅，故脅痛主要與肝膽疾病有關。現代醫學的急慢性肝炎、急慢性膽囊炎、膽道結石、膽道蛔蟲、肋間神經痛、乾性胸膜炎等病，表現以脅痛為主要症狀者，均可參照本證進行辨證論治。

處 方 1

【來源】經驗方

【配方】艾條。

【用法】點燃艾條距神闕穴 1～2 寸，不斷旋轉，使患者有溫熱
　　　　感，以能耐受為度。每次十～十五分鐘，每日一～二次，
　　　　至疼痛緩解或消失為止。

【主治】氣鬱所致右脅上腹部疼痛。

處 方 2

【來源】《中醫外治法集要》

【配方】炮山甲 100 克壓粉，乳香、沒藥醇浸液各 70 毫升，將山甲末噴入乳香、沒藥醇浸液內，烘乾，研細，再加入雞矢藤揮發油 0.5 毫升和冰片少許。

【用法】每次取藥粉 0.2 克，以醋調膏，紗布包裹敷臍上，五～七天換藥一次。

【主治】脅痛。

病毒性肝炎

　　病毒性肝炎也叫傳染性肝炎，是由肝炎病毒引起的消化道傳染病。臨牀主要症狀是食慾減退、噁心、乏力、腹脹和肝區痛。肝炎的分型依病毒不同，主要分甲型、乙型、丙型、丁型和戊型；依患者有無黃疸，可分爲黃疸型和無黃疸型。實驗室檢查多有谷丙轉氨酶升高；乙型肝炎患者，乙型肝炎表面抗原爲陽性；黃疸型的血總膽紅質明顯增高。

　　中醫認爲本病急性期主要爲濕熱蘊於肝膽腸胃，治宜清熱化濕解毒；慢性期爲餘毒未盡、氣滯血瘀、陰陽兩耗，治宜清熱解毒、理氣活血、養陰益氣。

處 方 1

【來源】《江蘇中醫》1960 年 3 月，第 5 期。

【配方】阿魏 30 克、普通膏藥油 300 克，烊和，攤紙上如銀元大的膏藥。

【用法】取膏一張，溫化貼臍，連續貼三天。

【主治】預防肝炎。

【按語】未見應用實例報導，所以其藥效僅供參考。

處方 2

【來源】《浙江中醫藥》1978 年 3 月，第 9 期。

【配方】秦艽 60 克，青皮、紫草、黃芩、丹參各 30 克，銅綠 15
　　　 克，混勻研粉。另取甜瓜蒂 60 克、冰片 6 克，分別研
　　　 粉，與前藥粉混勻，裝瓶備用。

【用法】取藥粉倒入臍內，以膠布封貼，使周圍無空隙。每四十八
　　　 小時換藥一次，三個月爲一療程。

【主治】各型肝炎。

【按語】治療各型肝炎 150 例，敷臍三～五天後，有的患者出現肝
　　　 脾區疼痛加重，繼續用藥可逐漸減輕或消失，用藥一個月
　　　 左右，常有谷丙轉氨酶暫時升高，此時可繼續用藥，療效
　　　 滿意者 77 例，顯效 15 例，有效 27 例，無效 31 例。

處方 3

【來源】魏振裝

【配方】茵陳、梔子、生大黃等二十餘種中藥，經科學加工，取
　　　 23 克藥料裝入布袋內製成藥芯，將藥芯裝入固定帶中，
　　　 做成臍療帶。

【用法】將藥帶中心對準臍部，繫於腰，一般僅白日佩帶。

【主治】各種肝病。促進急、慢性肝炎康復，可改善肝硬變、肝癌
　　　 的症狀。

【按語】本產品名爲肝復康臍療帶，由河南洹河製藥廠生產。肝病

的證候是複雜的，有肝炎病毒的侵襲、膽汁鬱滯、肝臟微循環障礙、胃腸功能失調、免疫功能紊亂等，因此需綜合性的治療，而肝復康臍療帶是以純中藥敷臍，發揮了以上綜合的治療作用，改善整個機體功能，從而促使肝病康復。經十餘家醫院臨牀應用六百餘例，本藥對急、慢性肝炎有顯著的療效。

鼓　脹

　　鼓脹是腹部脹滿、膨隆如鼓、腹皮繃急，甚則腹壁靑筋顯露、膚色蒼黃爲主要特徵的慢性疾病，與現代醫學的肝硬變相似。多由黃疸、積聚失治，或感染血吸蟲，使氣血瘀積、水液停瀦而成。

　　依病因、證候的不同，有氣鼓、水鼓、血鼓、蟲鼓、食鼓的區分。水鼓者腹中有水，類似現代醫學中的肝硬變腹水，以及腹腔腫瘤、結核性腹膜炎等病形成的腹水。氣鼓者脅痛腹脹如鼓，中空無物，小便短澀不利，多見於水鼓早期。

處 方 1
【來源】《外臺祕要》
【配方】艾炷。
【用法】每次灸臍三壯。
【主治】腹水。

處方 2

【來源】《理瀹駢文》

【配方】枳殼，炒萊菔子各 120 克，大黃 60 克，皂角 45 克，琥珀
　　　 30 克，巴豆、沈香各 15 克，共壓細粉。生薑、黑膏藥。

【用法】取藥粉 1 克，以薑汁調膏，放黑膏藥中貼臍。

【主治】各種鼓脹。

處方 3

【來源】《理瀹駢文》

【配方】雄豬肚半個，雞內金、香櫞各 9 克，砂仁、沈香各 3 克，
　　　 生薑 60 克，大蒜三個。

【用法】上藥共搗為泥，作餅貼臍，常規法固定（見說明）。

【主治】各種鼓脹。

處方 4

【來源】《理瀹駢文》

【配方】白芥子、蘇子、香附、萊菔子、山楂各等份，共壓細粉。
　　　 七寶膏。

【用法】取藥粉少量，放於七寶膏中央貼臍。

【主治】鼓脹。

處方 5

【來源】《理瀹駢文》

【配方】蒼朮 150 克、白朮 120 克，羌活、炙川烏、薑黃、薑半
　　　 夏、烏藥、川芎、青皮、生大黃各 90 克，生香附、炙香
　　　 附、生五靈脂、炒五靈脂、生延胡、炒延胡、枳實、黃

連、厚朴、當歸、靈仙、黑丑、巴豆各60克，黃岑、黃柏、生蒲黃、炒栀子、鬱金、莪朮、三棱、檳榔、陳皮、山楂、麥芽、神麴、天南星、白丑、葶藶子、蘇梗、藿梗、薄荷、炙草烏、獨活、柴胡、前胡、細辛、白芷、荊芥穗、防風、連翹、葛根、桔梗、知母、貝母、甘遂、大戟、芫花、防己、瓜蔞仁、大腹皮、天花粉、赤芍、白芍、枳殼、茵陳、川楝子、木通、澤泄、車前子、豬苓、宣木瓜、皂角、杏仁、桃仁、蘇子、益智、良薑、草果、吳萸、紅花、木鱉子、蓖麻仁、殭蠶、全蝎、蜈蚣、蟬蛻、生山甲、生甘草各30克，發團60克，飛滑石120克。

生薑、葱白、韭白、薤白、大蒜、紅鳳仙、白鳳仙、槐枝、柳枝、桑枝各500克，榆枝、桃枝各250克，菖蒲、萊菔子、乾薑各60克，佛手、小茴香、艾各30克。

將兩組藥分別放入共20公斤麻油中浸泡半天，以文火熬煎至藥炸枯，濾去藥渣，取油熬至滴水成珠時離火，徐徐加入適量黃丹，不斷攪拌。另將松香、生石膏各120克，陳壁土、明礬各60克，雄黃、輕粉、砂仁、白芥子、川椒、廣木香、檀香、官桂、乳香、沒藥各30克，混合壓成細粉，和以酒蒸化的牛膠120克對入攪勻，取藥膏適量攤在布或紙上成膏備用。

【用法】用膏藥一張，烘熱化開貼臍。

【主治】各種鼓脹以及胸膈飽滿、霍亂、黃疸、浮腫、痢疾、腹痛、痛經等。

【按語】本方名爲金仙膏。

處 方 6

【來源】《外治壽世方》

【配方】商陸9克壓粉，蔥白三根。

【用法】上藥共搗成膏敷臍，常規法固定。

【主治】水鼓。

處 方 7

【來源】《外治壽世方》

【配方】甘遂、巴豆霜、木香等份壓粉。

【用法】取藥粉5克，以水調成膏塗臍，常規法固定。

【主治】鼓脹。

處 方 8

【來源】經驗方

【配方】鮮商陸根20克。

【用法】上藥搗爛敷臍，外蓋塑膠薄膜和紗布，膠布固定，每日用
藥一次。

【主治】水鼓。

處 方 9

【來源】經驗方

【配方】鮮車前草30克、大蒜3克。

【用法】上藥搗爛敷臍，外蓋塑膠薄膜和紗布，膠布固定，每日用
藥一次。

【主治】氣鼓。

黃　疸

　　黃疸是以顏面、鞏膜及身膚黃染，小便黃赤為主症的疾病。現代醫學中的黃疸型病毒性肝炎、肝硬變、中毒性肝臟病、膽道疾患、溶血性黃疸、鈎端螺旋體病以及部份腫瘤有黃疸者，均可參照本病辨證論治。中醫認為其病因是時氣疫毒、濕熱等邪侵襲，熏蒸肝膽，氣機鬱滯，膽失疏泄，膽汁外溢於肌膚，發為黃疸。

　　分型主要是陽黃和陰黃。陽黃起病速，病程短，黃色鮮明，大便秘結，小便黃赤，舌苔黃膩，多屬濕熱實證；陰黃起病緩，病程長，黃色晦暗，見有寒濕虛證。

處方 1
【來源】《本草綱目》
【配方】百部 30 克，壓粉。
【用法】上藥與同量糯米飯搗勻敷臍，常規法固定（見說明）。
【主治】黃疸。

處方 2
【來源】《理瀹駢文》
【配方】活鯽魚背肉二塊、砂仁 30 克、白糖 10 克。
【用法】上藥共搗爛放蚌殼內，覆蓋臍上，繃帶固定，一日一換。
【主治】黃疸。

處 方 3

【來源】《理瀹駢文》

【配方】丁香、茵陳各 10 克，共壓細粉。

【用法】以水調上藥成膏塗臍，再取糯米飯一碗，加少量酒調勻，
　　　　敷蓋藥上，以布帶包紮，每日換藥一次。

【主治】陰黃。

處 方 4

【來源】《理瀹駢文》

【配方】蒼朮、厚朴、陳皮、甘草、香附、綠礬、青皮、莪朮、黃
　　　　連、苦參、白朮各 10 克，共壓細粉。

【用法】以醋調藥粉敷臍，常規法固定。

【主治】黃疸。

處 方 5

【來源】《理瀹駢文》

【配方】麵粉、蠟紙。

【用法】用水將麵粉調和，捏成餅狀，中穿孔，放臍上，將蠟紙捲
　　　　成長 20 公分的筒，紙邊黏牢，筒一端插入麵餅的孔中，
　　　　用火點燃筒的上端，燃燒至根時另換新筒，以黃水出盡為
　　　　度。

【主治】黃疸。

處 方 6

【來源】《理瀹駢文》

【配方】見鼓脹處方 5。

【用法】陽黃者，取少量白朮、黃芩、茵陳粉，放膏中央貼臍；陰
　　　　黃者，取少量炙附子、乾薑、茵陳粉，放膏中央貼臍。
【主治】黃疸。
【按語】本方名爲金仙膏。

腹　　水

　　由於各種原因引起腹腔內游離液體的積聚，均稱爲腹水。腹
水主要見於肝硬變，而且也是肝硬變最突出的臨牀表現，其形成
的主要因素，是由於門靜脈高壓使組織液漏入腹腔；肝臟合成功
能減弱致血漿白蛋白減少，從而血漿膠體滲透壓降低，使血漿外
滲；繼發性抗利尿激素分泌增加及利鈉因子活性降低等。

　　腹水屬於中醫鼓脹、水鼓的範圍。由於腹腔內癥瘕，致使肝
氣鬱滯、血脈瘀阻、水濕內停，進而形成腹水。症見腹部脹大，
按之堅滿，脘悶納呆，小便短少，面色晦暗，甚則臍心突出、腹
壁青筋暴露。治療應以活血化瘀、利水消脹爲主。

處 方 1
【來源】《赤腳醫生雜誌》1977 年 9 月，第 449 期。
【配方】甘遂研粉，蔥白。
【用法】臍部先用陳醋塗擦，取適量甘遂粉與蔥白共搗成膏，外敷
　　　　於臍，再用紗布覆蓋並固定。
【主治】腹水。
【按語】2 例肝硬變腹水患者應用本方，有增加尿量的作用。

處方 2

【來源】《赤腳醫生雜誌》1979 年 9 月,第 8 期。

【配方】商陸 1 克壓粉,鮮薑或葱白。

【用法】取商陸粉和兩片鮮薑或 3.3 公分長葱白共搗,加適量水調成糊狀,敷臍部,外蓋敷料,膠布固定,每日換藥一～二次,七天為一療程。

【主治】肝硬變腹水。

【按語】治療 5 例肝硬變腹水,有增加尿量的作用,個別患者有因商陸所致的眩暈、噁心、昏睡等副作用。

處方 3

【來源】《浙江中醫雜誌》1987 年 11 月,第 497 期。

【配方】新鮮葱白十根、芒硝 10 克,共搗成泥。

【用法】先用酒精棉球擦淨臍部,然後將藥泥敷臍,天冷時藥泥需加溫後再敷,上蓋塑膠薄膜和紗布,用膠布固定,每日用藥一次。

【用法】腹水。

【來源】治療肝硬變等 42 例腹水患者,用藥後 14 例腹脹消失,尿量明顯增加, 26 例腹脹減輕,無效 2 例。

處方 4

【來源】《浙江中醫雜誌》1984 年 10 月,第 462 期。

【配方】田螺肉十枚、鮮七葉一枝花 30 克、冰片 1 克。

【用法】將田螺肉與七葉一枝花同搗成泥,作餅狀,冰片粉撒在餅的表面,以有冰片一面貼臍部,每天用藥一次,連用三天。

【主治】腹水。

【按語】舉一例原發性肝癌伴腹水患者，用本法治療三天，尿量增加，腹水減輕。晚期肝癌多有腹水出現，利尿劑效果欠佳，敷臍法即便是一時性利水消脹，但仍不失爲一種安全有效的對症措施。

處 方 5

【來源】《四川中醫》1989 年 12 月，第 14 期。

【配方】每次藥量爲麝香 0.3 克、鮮馬蹄草 250 克。

【用法】臍部消毒，將麝香納入臍部，用膠布貼蓋，再將馬蹄草洗淨切碎，加少許白酒，炒熱敷於其外，可日敷夜去，或夜敷日去。

【主治】腹水。

【按語】用於一例胰頭癌和一例肝癌的腹水患者，藥後有一定的利尿作用。

處 方 6

【來源】魏振裝

【配方】牽牛子 30 克、枸杞子 15 克、蓮子心 5 克，共壓粉末，裝瓶備用。

【用法】每次取藥粉 2 克，用適量凡士林調膏製丸，納入臍部，外蓋塑膠薄膜和紗布，周邊以膠布固定，一天一換，敷藥一週後可改用日貼夜去或敷兩天停三天的間歇敷藥法。

【主治】肝硬變腹水。

【按語】用於 12 例肝硬變腹水患者，有明顯利尿消腫、緩解腹脹的作用。敷藥一天即能明顯增加尿量，有的患者連續敷藥

後，利尿作用不如開始明顯，爲了保持藥效，敷貼方法以間歇用藥爲好。有的患者長期敷貼，不僅利尿消腫，而且有改善食慾和精神的作用。

處 方 7

【來源】《全國第二屆中醫外治學術交流會論文選編》

【配方】活田螺四隻、大蒜五瓣、車前子粉 10 克、小茴香粉 3
　　　　克、胡椒粉 1 克。

【用法】上藥共搗如泥，作餅敷臍，紗布熱蓋，包紮固定，二十四
　　　　小時換藥一次。

【主治】肝硬變腹水。

尿　頻

尿頻又稱小便頻數，以小便次數增多爲特徵，一般每天排尿十次以上，不伴有尿痛、尿急，小便排出通暢。尿頻可發生於白日，也可於晚上發作。多因腎氣不固，脾肺氣虛所致。可見於現代醫學的神經性尿頻、尿崩症、前列腺肥大等病。

處 方 1

【來源】《中醫外治法集要》

【配方】丁香、肉桂各等份，共研細粉。

【用法】取少量藥粉，以黃酒或水調成膏，紗布包裹敷神闕穴，外
　　　　用膠布固定，每日一次，五日爲一療程。

【主治】尿頻。

處 方 2

【來源】經驗方。

【配方】益智、烏藥、桑螵蛸、生龍骨、遠志各等份，共壓細粉。

【用法】取藥粉 10 克，以蜂蜜調爲膏狀，塗臍內，常規法固定
（見說明）。每日用藥一次，連用五天。

【主治】尿頻。

尿 失 禁

　　尿失禁也稱小便失禁、小便不禁，指在清醒時不能約束小
便，失去自制，尿液自行遺出的病證。多因腎氣虛寒，不能約制
尿液而自行排出，其色質正常；亦有由於熱擾，膀胱失約而尿自
遺出，尿色多黃赤，兼見下焦熱證。本病與現代醫學的產後張力
性尿失禁、泌尿生殖道瘻相似。

處 方 1

【來源】《理瀹駢文》

【配方】炙附子、乾薑、赤石脂各等份，共壓細粉。

【用法】取藥粉 3 克，水調塗臍，常規法固定（見說明）。

【主治】小便不禁。

處 方 2

【來源】經驗方

【配方】肉桂、韭菜子、益智仁、白人參各等份，壓粉。

【用法】取藥粉 3 克，以白酒調成膏狀，敷臍，常規法固定，每日

　　用藥一次，連用十天。

【主治】尿失禁。

尿　　血

　　尿血是小便中混有血液或夾雜血塊的一種病證。由於出血部位和出血量的多少不同，小便可呈淡紅色、鮮紅色或淡醬油色，排尿時多無尿痛，可伴發熱、咽痛、小腹及腰部酸脹疼痛，肉眼血尿和鏡下血尿均為尿血。中醫分型主要是熱迫膀胱、陰虛火旺、脾腎不固、氣滯血瘀。尿血多見於現代醫學的腎小球腎炎、尿路感染、尿路結石、腎結核、泌尿系腫瘤等病。

處 方 1
【來源】《驗方新編》
【配方】萵筍葉 20 克。
【用法】上菜葉打爛敷臍，常規法固法（見說明）。
【主治】尿血。

處 方 2
【來源】經驗方
【配方】鮮側柏葉 30 克
【用法】上藥加少量醋打爛成糊，塗臍，常規法固定。每日用藥一
　　　　次，連用五天。
【主治】尿血。

尿　濁

　　尿濁是指小便混濁，或白如泔漿，而溺時並無尿道疼痛為主症的疾病。臨牀上根據小便混濁的顏色，主要區別為兩類，色白者為白濁，色赤者為赤濁。辨證分型主要是下焦濕熱、血瘀脈阻、脾腎兩虛等。尿濁可見於現代醫學的乳糜尿、磷酸鹽尿、泌尿系統的炎症、結核、腫瘤等病。

處 方 1

【來源】《外治壽世方》

【配方】椿根白皮 150 克，乾薑、生白芍、黃柏各 30 克，共壓細粉。

【用法】取藥粉 9 克，水調塗臍，常規法固定（見說明）。

【主治】赤白濁。

處 方 2

【來源】經驗方

【配方】鮮萹蓄、鮮車前草各 50 克，鮮地丁 30 克。

【用法】上藥共搗如泥，外敷臍部，蓋以塑料薄膜和紗布，膠布固定，每天用藥一次，連用十天。

【主治】尿濁。

淋　證

　　淋證以尿急、尿頻、尿痛、尿淋漓不盡、滴瀝刺痛，小腹拘急引痛爲特徵，起病多急，可伴有發熱、咽痛、尿色深黃或紅，或尿出結石，或尿如米膏。多因膀胱濕熱、腎氣虧損、氣化失司、水道不利所致。本病常見於現代醫學的泌尿系感染，如尿道炎、膀胱炎、急性腎盂腎炎、泌尿系結石、膀胱結核、癌腫等。

處 方 1
【來源】《備急千金要方》
【配方】細鹽、艾炷。
【用法】每次隔鹽灸臍三壯。
【主治】氣淋。
【按語】氣淋即症見有氣虛或氣滯的淋證，《千方翼方》記載同上。

處 方 2
【來源】《本草綱目》
【配方】甘遂粉 1 克、艾炷。
【用法】隔藥灸十四壯。
【主治】淋證、癃閉。

處 方 3
【來源】《本草綱目》
【配方】葱、鹽、巴豆（去殼）、黃連各 0.5 克，艾炷。
【用法】前四藥共搗成泥狀，放入臍中攤平，上放艾炷灸七壯，不

效再灸，以利爲度。

【主治】淋證、癃閉。

處方 4

【來源】《本草綱目》

【配方】小茴香 3 克壓粉，大蚯蚓一條。

【用法】上藥共搗成膏貼臍，常規法固定（見說明）。

【主治】淋證。

處方 5

【來源】《本草綱目》

【配方】梔子 2 克壓粉，蒜三瓣、鹽 1 克。

【用法】上藥共搗成泥貼臍，常規法固定。

【主治】淋證。

處方 6

【來源】《本草綱目》

【配方】萵筍葉 20 克。

【用法】上藥搗爛敷臍，常規法固定。

【主治】淋證。

處方 7

【來源】《本草綱目》

【配方】白礬 2 克壓粉，麝香 0.1 克。

【用法】先將麝香粉放入臍中，再放白礬粉，加幾滴水，外蓋塑膠
　　　薄膜和紗布，膠布固定。

【主治】淋證、癃閉。

癃　閉

　　癃閉也稱小便不通，是指小便點滴難出，排尿困難，甚至閉塞不通為主症的一種疾患。症見小腹脹滿，排尿雖然困難，但無明顯的尿急、尿痛。病變部位在腎、膀胱和尿道，主要病機是三焦氣化不利。中醫分型主要是濕熱蘊結、氣滯血瘀、中氣下陷、腎氣虛損、尿路阻塞等型。本病類似現代醫學中各種原因所引起的尿瀦留和無尿症，如前列腺增生、尿路結石、尿路腫瘤、尿路損傷、神經性尿閉、尿道狹窄，以及腎功能衰竭尿毒症期等疾病。

處方 1
【來源】《太平聖惠方》
【配方】細鹽 1 公斤。
【用法】將鹽炒熱，裝入布袋中，熨臍與小腹，以排尿為度。
【主治】婦女小便不通。
【按語】《聖濟總錄》所載方法同上，不分性別，凡小便不通均治。

處方 2
【來源】《楊氏家藏方》
【配方】黃連、巴豆（去殼不去油）各 15 克，葱汁，細鹽，艾炷。
【用法】黃連和巴豆同搗為膏。捏成如古銅錢大小厚薄的餅數個，先以葱汁拌鹽，滴在臍內數滴，上鹽藥餅，放艾炷灸。灸

　　　十四壯後，換藥餅重灸，至排尿爲止。

【主治】小便不通。

【按語】本方名爲聖餅子。

處方 3

【來源】《楊氏家藏方》

【配方】明礬壓粉，白麵粉。

【用法】水和麵搓條圍臍周，約高 3.3 公分，內放礬末，以冷水逐
　　　漸滴礬末上，令濕透，使冷感透腹，小便可通。

【主治】小便不通，症見臍腹急脹。

【按語】本方名爲礬石散，以治療膀胱熱結的小便不通爲宜。

處方 4

【來源】《普濟方》

【配方】梔子十四個、鹽少許、獨頭蒜一個。

【用法】上藥共搗成泥，攤紙上貼臍，以常規法固定（見說明）。

【主治】小便不通。

處方 5

【來源】《普濟方》

【配方】明礬、鹽各 8 克，共壓細粉。

【用法】紙弄濕作圈圍臍周，放藥於圈內，滴水使藥濕透，過一會
　　　兒小便可通。

【主治】小便不通。

【按語】本方名爲通關散。

處 方 6

【來源】《普濟方》

【配方】明礬 3 克、麝香 0.3 克，共壓細粉。黑膏藥一張。

【用法】取藥粉 1.5 克，用水調成膏填臍內，外貼黑膏藥。

【主治】小便不通。

處 方 7

【來源】《普濟方》

【配方】連根葱一根、豆豉二十一粒、生薑 20 克、鹽 10 克。

【用法】上藥共搗爛捏作餅，烘熱掩蓋臍上，用帶縛住，良久氣透自通，不效再用一餅。

【主治】大小便不通。

處 方 8

【來源】《普濟方》

【配方】甘遂 3 克研粉，大蒜三瓣，艾炷。

【用法】前兩藥共搗成膏，捏成餅狀放臍內，上放艾炷灸十四～一百壯。

【主治】小便不通。

處 方 9

【來源】《萬病回春》

【配方】活蝸牛兩個（或田螺兩個）、麝香 0.3 克。

【用法】蝸牛連殼研為泥，再加麝香敷臍，以常規法固定。

【主治】大小便不通。

【按語】本方名為蝸牛膏。

處 方 10

【來源】《萬病回春》

【配方】半夏 2 克、麝香 0.3 克，共研細粉。葱白兩根、活螺螄五
　　　　個、皂角 50 克。

【用法】取藥粉填臍中，用葱白和螺螄搗成餅封臍上，以帶縛住，
　　　　再用皂角煎湯洗外陰。

【主治】小便不通。

處 方 11

【來源】《萬病回春》

【配方】麝香粉、硫黃粉各 0.1 克，大葱，熨斗。

【用法】取葱一把，外用繩捆牢，切去根和葉，只留葱白，長 6.6
　　　　公分左右，直徑約 10公分。同法準備五個葱餅。先將麝
　　　　香和硫黃放入臍內，將葱餅一端用火烤熱，將加熱端放臍
　　　　上，葱餅上以熱熨斗熨，如餅壞則換新葱餅。

【主治】大小便不通。

處 方 12

【來源】《本草綱目》

【配方】甘遂粉 1 克、艾炷。

【用法】將甘遂粉放入臍中攤平，上放艾炷灸十四壯。

【主治】癃閉、淋證。

處 方 13

【來源】《本草綱目》

【配方】鹽、艾炷。

【用法】隔鹽灸臍數壯，乃至十數壯，以尿利爲度。

【主治】小兒小便不通。

處 方 14

【來源】《本草綱目》

【配方】小茴香 3 克壓粉，大蚯蚓一條。

【用法】上藥共搗成膏貼臍，常規法固定。

【主治】癃閉、淋證。

處 方 15

【來源】《本草綱目》

【配方】鮮苧麻根 30 克。

【用法】上藥打爛貼臍，常規法固定。

【主治】癃閉、淋證。

處 方 16

【來源】《本草綱目》

【配方】明礬 3 克、麝香 0.3 克，共壓細粉。

【用法】水調藥粉塗臍，常規法固定。

【主治】癃閉、淋證。

處 方 17

【來源】《本草綱目》

【配方】梔子 2 克壓粉，蒜三瓣，鹽 1 克。

【用法】上藥共搗成泥貼臍，常規法固定。

【主治】癃閉、淋證。

處 方 18

【來源】《本草綱目》

【配方】萵筍葉 20 克。

【用法】上藥搗爛敷臍，常規法固定。

【主治】癃閉。

處 方 19

【來源】《簡明醫彀》

【配方】甘草 6 克、甘遂粉 3 克。

【用法】以水調甘遂粉成膏敷臍。另用甘草煎水內服。

【主治】小便不通。

處 方 20

【來源】《幼幼集成》

【配方】高陸 15 克研粉，麝香 0.2 克。

【用法】以水調藥粉敷臍，常規法固定。

【主治】小便不通。

處 方 21

【來源】《理瀹駢文》

【配方】蔥白 500 克、麝香 1.5 克，熨斗。

【用法】蔥白切碎與麝香拌勻，分裝於兩個布袋中，取一包放臍
　　　上，用熱熨斗熨一小時，然後換另一包藥，用冷熨斗熨，
　　　如此冷熱交替，以小便通為度。

【主治】小便不通。

處 方 22

【來源】《理瀹駢文》

【配方】葱、麝香 0.3 克，細鹽，艾炷。

【用法】將葱葉剪成高 0.5 公分的葱管，放在臍上，麝香粉放葱管內，再加細鹽填平，上放艾炷灸數十壯。

【主治】小便不通。

處 方 23

【來源】《理瀹駢文》

【配方】楓樹葉 500 克，水煎濃縮成膏，加皂角粉 30 克攪勻。

【用法】取膏 2 克敷臍，常規法固定。

【主治】小便不利。

處 方 24

【來源】《外治壽世方》

【配方】葱 100 克、肉桂粉 15 克。

【用法】肉桂粉放臍內，葱和少量麵粉共搗製餅敷藥上，常規法固定。

【主治】老人小便閉塞。

處 方 25

【來源】《外治壽世方》

【配方】田螺十個、葱白七根、麝香 1 克、輕粉 0.3 克，熨斗。

【用法】前四藥共搗成泥敷臍，隔布數層，以熨斗熨。

【主治】大小便不通。

處方 26

【來源】《外治壽世方》

【配方】連鬚蔥頭七個、生薑 50 克，豆豉、食鹽各 10 克。

【用法】上藥共搗作一餅，焙熱掩肚臍上，用帶縛住。

【主治】大小便不通。

尿 瀦 留

急性尿瀦留是小便閉塞不通，病勢急迫的常見危證，屬中醫癃閉範疇。由於麻醉刺激、手術損傷、復加情志過極等誘因，導致神經性尿閉或反射性膀胱括約肌痙攣、麻痺，或由於尿路結石、尿路腫瘤、尿路損傷、老年人前列腺增生等原因壅閉溺竅，形成尿蓄不行的危急症。其病位在膀胱，由於腑氣不通、開闔失司所致。根據「六腑以通為用」的原則，治療應以通為主，依證之不同，施以行氣利水、清熱利水、補氣行水、溫陽逐水等法。

處方 1

【來源】《江蘇中醫》1960 年 3 月，第 17 期。

【配方】大蒜一頭、梔子七枚、鹽少許，共搗爛。

【用法】用一層紗布將上藥包裹貼於臍上，膠布固定。

【主治】尿瀦留。

【按語】用本法治療一例女性患者，66 歲，患腸傷寒兩月後熱已退，繼而發生小便不通，連續導尿五日，用本法一小時即有尿意，扶起後排大量尿，小便隨之暢通。

處方 2

【來源】《浙江中醫雜誌》1964 年 10 月，第 18 期。

【配方】活田螺五～十個取肉、葱白 100 克、麝香少許、麵粉適
　　　　量。

【用法】先將田螺肉同葱白搗爛，和入麵粉製成餅狀，再加麝香敷
　　　　於臍。藥餅上放一紗布，用炒熱食鹽布包，在藥餅上熨半
　　　　小時左右。

【主治】尿瀦留。

【按語】治療 20 例尿瀦留，其中高熱引起者 9 例，流行性腦脊髓
　　　　膜炎恢復期 3 例，原因不明者 8 例，均爲尿瀦留三天以內
　　　　者，用上藥治療一次見效者 17 例，兩次者 3 例。

處方 3

【來源】《浙江中醫藥》1978 年 3 月，封 3 期。

【配方】葱白半斤。

【用法】葱白切碎炒熱，用紗布包好，熨臍部和其周圍，熨至患者
　　　　自覺有熱氣入腹內。

【主治】尿瀦留。

【按語】治療 10 例產後尿瀦留和妊娠合併尿瀦留患者，均在熱熨
　　　　二～三次後排尿。

處方 4

【來源】《新中醫》1981 年 6 月，第 29 期。

【配方】大葱三根、麝香 0.15 克。

【用法】將大葱搗爛，加入麝香拌勻，放鐵勺內文火炒熱取出，用
　　　　兩層消毒紗布包裹，壓成餅狀；貼於臍部，再用布帶束於

外，十～二十分鐘後即可排尿，待排二～三次後，可除去
藥。

【主治】尿瀦留。

【按語】舉一例十個月的小兒，因肺炎高熱致小便不通，敷藥十餘
分鐘就開始排尿，一夜連續排尿四次，腹脹消除。

處 方 5

【來源】《中醫雜誌》1982 年 4 月，第 304 期。

【配方】鮮青蒿 300 克。

【用法】將青蒿搗爛，敷於臍部，外覆蓋塑膠薄膜和棉墊，用膠布
固定。

【主治】尿瀦留。

【按語】治療 45 例，多在敷藥後三十～六十分鐘內排尿。敷藥後
患者下腹部有清涼舒適的感覺，待排尿後即可去藥。

處 方 6

【來源】《新中醫》1984 年 9 月，封 4 期。

【配方】葱白一根、白胡椒七粒。

【用法】上藥共搗爛如泥，填敷臍部，外蓋塑膠薄膜，膠布固定。

【主治】尿瀦留。

【按語】治療 12 例，均效。一般敷藥三～四小時後見效，如 1 例
六十四歲男性患者，感冒發熱致小便不通，導尿已七天，
症情未緩解，用上法三小時後開始排尿。

處 方 7

【來源】《中西醫結合雜誌》1986 年 6 月，第 367 期。

【配方】麝香回陽膏、萊菔子。

【用法】使用時將膏藥放溫開水中浸泡一分鐘，然後取出捏成薄片，再將一勺去殼的萊菔子放在膏藥中心，敷貼臍部。

【主治】尿瀦留。

【按語】治療因腰麻、局麻行下肢骨科手術後，以及截癱患者所見的尿瀦留 14 例，藥後排尿快者三十五分鐘，慢者三小時，有效 12 例，無效 2 例。

處 方 8

【來源】《湖南中醫雜誌》1989 年 5 月，第 37 期。

【配方】煨甘遂研細末裝瓶備用，甘草。

【用法】根據年齡和體質強弱不同，取 3～6 克甘遂粉，以酒調成餅，敷臍；蓋塑膠薄膜，外用紗布紮緊，保持四～六小時，不效再更換一料，可連用三次。同時用甘草 10 克煎湯頓服。

【主治】尿瀦留。

【按語】選擇對象是手術後二十四小時排尿困難或不能自行排尿，有小腹脹急，須經導尿或保留導管引流的患者。治療 27 例，均效。

處 方 9

【來源】《江蘇中醫》1990 年 2 月，第 36 期。

【配方】白芥子壓粉。

【用法】取藥 5 克，以溫水調成糊狀，將藥糊塗在一塊 20 平方公分的正方形布上，貼在小腹膀胱脹滿部位，上蓋一條毛巾，再加熱水袋溫敷，貼敷十～十五分鐘即去藥。

【主治】尿瀦留。

【按語】治療產後尿瀦留 22 例，均效。小腹有任脈的關元、中極
　　　　等穴，與位於臍部的神闕穴，有治療尿瀦留的相同功效。

關　　格

　　小便不通名爲關，嘔吐不止名爲格。關格是指小便不通與嘔
吐不止並見的病證，爲脾腎陽衰、水毒內盛、血脈瘀阻的危重
病。關格類似現代醫學的腎性尿毒症，主要由於慢性腎炎、慢性
腎盂腎炎、腎硬化、腎結核、糖尿性腎病、中毒性腎病、狠瘡性
腎炎等病發展爲慢性腎功能衰竭的臨牀見症。

處 方 1
【來源】《理瀹駢文》

【配方】人參、炙附子各 3 克，麝香 1 克，共壓細粉。

【用法】以香油調藥粉爲膏敷臍，常規法固定（見說明）。

【主治】關格症見手足厥冷、脈沈細者。

處 方 2
【來源】《理瀹駢文》

【配方】黃芪、白朮、升麻、柴胡、木香、檳榔各40克，共壓粗末
　　　　裝入布袋中。熨斗。

【用法】藥袋放臍上，用熨斗熨。

【主治】關格。

處　方　3

【來源】經驗方

【配方】蔥白 1.5 公斤切碎、生薑 0.5 公斤切絲、醋 0.25 公斤。

【用法】上藥分作兩份，先取一份炒熱裝入布袋熨臍，涼則隨時更換。每日熨兩次，每次三十分鐘，連用七天爲一療程。

【主治】關格。

水　　腫

　　水腫是因感受外邪、勞倦內傷，或飲食不潔，損傷脾胃，使氣化不利，津液輸布失常，導致水液瀦留，泛溢於肌膚，引起頭面、眼瞼、四肢甚至全身浮腫等爲臨牀特徵的病證。類似現代醫學的急性腎小球腎炎、慢性腎炎、營養不良、充血性心力衰竭及內分泌失調等在疾病的某階段所出現的水腫。

處　方　1

【來源】《銅人腧穴針灸圖經》

【配方】艾炷。

【用法】灸臍數壯～一百壯。

【用法】水腫。

處　方　2

【來源】《嚴氏濟生方》

【配方】地龍、豬苓、朱砂各 30 克，共壓細粉。靑蔥。

【用法】以蔥涎調藥粉爲膏，塗臍，膏的高和寬均約 3.3 公分，用

　　　常規法固定（見說明）。每日用藥兩次。

【主治】水腫。

【按語】本方名為塗臍膏。

處 方 3

【來源】《本草綱目》

【配方】活田螺兩個、大蒜五個、鮮車前草 6 克。

【用法】上藥共搗成膏敷臍，常規法固定。

【主治】水腫。

處 方 4

【來源】《理瀹駢文》

【配方】商陸粉 10 克、麝香 1 克。

【用法】以水調上藥成膏貼臍，常規法固定。

【主治】水腫。

處 方 5

【來源】《理瀹駢文》

【配方】大田螺四個、大蒜五個、車前子粉 6 克。

【用法】上藥共搗為泥，作餅敷臍，常規法固定。

【主治】水腫。

【按語】本方名為消河餅。

處 方 6

【來源】《理瀹駢文》

【配方】地龍、甘遂、豬苓、朱砂各等份壓粉。

【用法】取藥粉 15 克，以葱涎和醋調爲膏，作餅敷臍，常規法固
　　　　定。

【主治】水腫。

處 方 7

【來源】《理瀹駢文》

【配方】木香、沈香、乳香、沒藥各 9 克，黑丑、白丑、皂角各 8
　　　　克，琥珀 3 克，共壓細粉。

【用法】取藥粉 10 克，以水調爲膏敷臍，常規法固定。

【主治】頭面浮腫。

處 方 8

【來源】《浙江中醫藥》1975 年 2 月，第 43 期。

【配方】鮮麥冬。

【用法】將鮮麥冬根搗爛放小瓶蓋中，扣在臍部，再用繃帶固定，
　　　　每隔十二小時換藥一次，連用四天。

【主治】小兒急性水腫。

【按語】治療小兒急性水腫 12 例，敷藥期間尿量增加。雖無明確
　　　　診斷，但是小兒急性水腫多爲急性腎炎的水腫，敷藥四天
　　　　只能起到緩解症狀的作用，治療急性腎炎的用藥時間要
　　　　長。

處 方 9

【來源】《浙江中醫藥》1976 年 2 月，第 9 期。

【配方】新鮮葷草莖葉、鹽鹵。

【用法】將葷草洗淨搗爛，混以鹽鹵再反覆搗爛成泥狀，敷於臍。

【主治】對兒童急性腎炎有利尿消腫的作用。

處 方 10

【來源】《赤腳醫生雜誌》1976 年 11 月，第 525 期。

【配方】鮮馬蹄金 50～100 克。

【用法】鮮馬蹄金洗淨搗爛，揉成團狀貼敷臍部，外用紗布覆蓋，
　　　　包紮，每日一次，共換七～十次。

【主治】水腫。

【按語】舉一例急性腎炎患兒，肌注青黴素，加用馬蹄金敷臍，有
　　　　利尿消腫的作用。

處 方 11

【來源】《河南中醫》1983 年 1 月，第 39 期。

【配方】黨參 10 克、白朮 7 克、乾薑 5 克、炙草 3 克，共壓細
　　　　粉，再取硫黃、白礬等量混合壓粉。

【用法】每次取上細粉 0.2 克和少量的硫黃、白礬粉填入臍中，蓋
　　　　一軟紙片，上加棉花，以膠布固定，三～七天換藥一次。

【主治】水腫。

處 方 12

【來源】《浙江中醫雜誌》1985 年 11 月，第 513 期。

【配方】肉桂、木香、白芷、乳香各 10 克，山奈、甘松各 8 克，
　　　　丁香 7 克，生硫黃 2 克，共研細粉，裝瓶備用。

【用法】取少量藥粉放黑膏藥上，外貼臍部，每週換藥一次。

【主治】水腫。

處 方 13

【來源】《全國第二屆中醫外治學術交流會論文選編》

【配方】活田螺四個、大蒜五個、車前子粉 10 克、小茴香粉 3
　　　 克、胡椒粉 1 克。

【用法】上藥共搗如泥，作餅敷臍，紗布墊蓋，包紮固定，二十四
　　　 小時換藥一次。

【主治】多種原因引起的水腫。

陽　　痿

　　陽痿是男性生殖器痿弱不用，男子未過「八八」六十四歲，
於天癸未盡之年陰莖不能勃起，或勃起不堅，或堅而不能持久，
常伴有早泄，致使不能完成正常房事的一種症證。多由於少年誤
犯手淫或房事過度、緊張驚恐，或感受濕熱外邪以及久病體弱等
原因所致。現代醫學的性神經衰弱症、前列腺炎、附睪炎等病易
見此證。

處 方 1

【來源】《驗方新編》

【配方】大附子一個（重約40克）、炮山甲兩片壓粉、硫黃粉 6 克、
　　　 阿片 1.5 克壓粉、麝香 0.1 克。

【用法】附子挖空裝入各藥，用白酒 0.5 公斤煮附子，至酒將盡取
　　　 出附子，打爛成膏，先放麝香粉 0.1 克於臍內，再將此膏
　　　 貼上，常規法固定（見說明）。

【主治】陽痿。

【按語】以米殼 2 克代阿片同效。

處 方 2

【來源】《理瀹駢文》

【配方】炙附子 10 克、甘遂 5 克、甘草 3 克、麝香 0.3 克，共研細粉。

【用法】取藥粉 3 克，以白酒調膏敷臍，常規法固定。

【主治】陽痿。

處 方 3

【來源】《穴位貼藥療法》

【配方】五味子、炙黃芪各 6 克，硫黃 3 克，麝香 0.3 克，穿山甲兩片，大附子一個，除麝香外共研細粉。

【用法】將藥粉放入 250 毫升白酒中，微火煮乾，取出搗爛成膏，先將麝香粉放入臍中，再將藥膏敷在上面，包紮固定，三天後取下，十天敷藥一次。

【主治】陽痿。

處 方 4

【來源】魏振裝

【配方】蛇牀子、五味子各 60 克，冰片 10 克，麝香 3 克，共研細粉，裝瓶備用。

【用法】取藥粉 1 克，以適量凡士林調膏，外塗臍部，蓋軟塑膠薄膜和紗布，膠布固定，每日換藥一次，七天爲一療程，休息五天，再行第二療程。

【主治】陽痿。

【按語】治療 26 例，藥後顯效 18 例，有效 8 例。

陽　　強

陽强又稱强中、陽强不倒，指未同房，陰莖自行挺勃，歷久不衰，或同房射精後陰莖仍持續痛性勃起，歷數小時乃至數日不能自行萎軟的病證。常有性慾亢進、房事過頻史，或有腰椎外傷史等。

處 方 1
【來源】經驗方。
【配方】川楝子 20 克，黃連、知母、梔子、青皮、白芷各 10 克，丁香 6 克，共壓細粉。
【用法】取藥粉適量，以水調成糊，填入臍中，蓋紗布，膠布固定，每日用藥一次。
【用法】陽强。

處 方 2
【來源】經驗方。
【配方】芒硝、冰片等份研粉，裝瓶備用。
【用法】水調麵粉和成麵團，搓條圍於臍周，麵圈內放芒硝、冰片粉 5 克，漸滴冷水於藥上，令藥溶。
【主治】陽强。

遺　精

　　遺精是指成年男子精液不固，不經性交而經常自行遺泄，並出現全身症狀的一種病證。有夢而遺的稱夢遺，無夢而遺，甚至清醒時精液自出的稱滑精，是遺精兩種輕重不同的證候。成年男子一週或半月左右遺精一次而無其他不適症狀者，屬精滿自溢的生理現象，若每週數次，或更頻繁，並有頭暈、耳鳴、腰酸、精神疲憊、記憶力減退等症狀者，則屬病態。遺精多見於現代醫學的性神經衰弱、前列腺炎、精囊炎等病。

處　方　1
【來源】《串雅內編》
【配方】鮮紫花地丁全草 15 克。
【用法】上藥搗爲膏，外貼臍，常規法固定（見說明）。
【主治】夢遺。

處　方　2
【來源】《理瀹駢文》
【配方】硫黃 18 克、母丁香 15 克、麝香 3 克，共壓細粉，與蒜 1
　　　　個共搗如泥，製丸如豆大，朱砂爲衣。紅緞膏。
【用法】取藥一丸放臍中，外貼紅緞膏。
【主治】遺精、白濁。
【按語】紅緞膏的製法是取川椒 90 克，韭菜子、蛇牀子、炙附
　　　　子、肉桂各 30 克，蒜 500 克，放 1 公斤香油中浸熬去
　　　　渣，加適量黃丹收膏。以暖臍膏代紅緞膏亦可。

處 方 3

【來源】《理瀹駢文》

【配方】杏仁 10 克、硫黃 6 克、母丁香 5 克、胡椒 3 克、麝香 1
克，共壓細粉，與適量棗肉共搗製丸，如小花生米大。

【用法】取藥丸一粒放臍中，外貼紅緞膏或暖臍膏。

【主治】遺精。

處 方 4

【來源】《理瀹駢文》

【配方】煅牡蠣 30 克壓粉、大蒜一個。

【用法】上藥共搗如泥，敷臍，常規法固定。

【主治】滑精。

處 方 5

【來源】《四川中醫》1987 年 4 月，第 38 期。

【配方】五倍子 10 克、白芷 5 克，共研細粉。

【用法】上藥粉以醋和水各等份調成糊狀，睡前敷臍，外用紗布敷
蓋，膠布固定，一日一換，連敷三～五日。

【主治】遺精。

【按語】經治療十餘例患者，有較好的療效。

男子不育症

　　男子不育症，主要由於不同原因引起睪丸組織萎縮，生精細
胞退行性病變，導致精液內精子缺乏、稀少或精子畸形，或精液

液化時間延長，甚至不液化而致不能生育的病證。中醫辨證分型
主要是脾腎陽衰、肝腎精虧、濕熱下注、血瘀肝脈等。不育症類
似現代醫學的精子缺乏症。

處 方 1
【來源】《患雅外編》
【配方】五靈脂、白芷、鹽各 6 克，麝香 0.3 克，蕎麥麵，艾炷。
【用法】蕎麥麵水調搓成條狀，圈於臍周，將上藥壓粉，放入臍
　　　　內，用艾炷灸，腹內感覺微溫爲度。
【主治】不育。
【按語】本方名爲溫臍種子方。

處 方 2
【來源】經驗方。
【配方】艾條。
【用法】艾條點燃後懸灸肚臍，每次灸二十分鐘左右，日灸一次，
　　　　連灸兩個月。
【主治】陽虛的精子缺乏症。

夾陰傷寒

　　夾陰傷寒指房事後恣意乘涼或過食飲生冷致小腹絞痛爲主的
病證。古人雖述此病甚則可見舌卷囊縮，或昏沈不省、手足指甲
皆青、冷過肘膝等症，但臨牀少見。夾陰傷寒的治則主要是溫腎
散寒、緩急止痛。

處 方 1

【來源】《理瀹駢文》

【配方】蔥白連鬚七棵、胡椒三十粒、枯礬 0.5 克。

【用法】上藥共搗成膏敷臍，常規法固定（見說明）。

【主治】夾陰傷寒。

處 方 2

【來源】《外治壽世方》

【配方】白芥子 20 克、乾薑 9 克，共壓粗末備用。鹽、熨斗。

【用法】用水調和藥末，捏成餅狀，外包一層紗布放臍上，撒一層
　　　鹽，用熨斗熨，至汁出為度。

【主治】夾陰傷寒。

處 方 3

【來源】《外治壽世方》

【配方】胡椒十五粒、丁香十粒、明礬 9 克、黃丹 3 克，共研細
　　　粉。

【用法】以醋調藥粉塗臍，常規法固定。

【主治】房事後飲冷受寒致手足冷、臍腹痛。

處 方 4

【來源】《外治壽世方》

【配方】蔥 1000 克切碎。

【用法】取蔥 500 克炒熱放臍部，冷則更換。

【主治】夾陰傷寒症見臍腹痛、手足冷等。

處 方 5

【來源】經驗方

【配方】胡椒三十粒、連鬚葱頭三十個。

【用法】上藥共搗成泥狀敷臍，常規法固定。

【主治】房事後腹痛。

失　　眠

　　失眠是指經常性的不能正常睡眠、入睡困難或睡眠不實，時時易醒，醒後不能再度入睡，甚則徹夜不眠的病證。失眠古稱不得眠、目不瞑、不得臥、不寐等。失眠的病因多由七情所傷，如肝鬱氣滯、思慮太過，或暴受驚駭，亦或因年邁體虛、久病耗傷氣血。共同的病機是心神不安，所以治療的基本原則是安神鎮靜。

　　失眠患者的日常生活調理很重要，白日多參加體力性的活動，遇事要想得開，保持心情舒暢，睡前不飲濃茶等具有興奮作用的飲料和不做劇烈活動，不看刺激性強的電影電視，晚飯不要吃得過飽等。

處 方 1

【來源】《中國灸法集萃》

【配方】珍珠層粉、丹參、硫黃、冰片各等份，共壓細粉。

【用法】取藥粉適量放入臍內，膠布固定，五～七天換藥一次。

【主治】失眠。

處 方 2

【來源】《吉林中醫藥》1989 年 3 月，第 28 期。

【配方】丹參、遠志、菖蒲、硫黃各 20 克，共研細末。

【用法】取藥粉適量，以白酒調成膏狀，貼於臍部，再加棉花填至與臍平齊，用膠布固定，每晚換藥一次。

【主治】失眠。

【按語】治療 35 例，治癒 15 例，顯效 17 例，無效 3 例。

處 方 3

【來源】魏振裝

【配方】五味子、元參、丹參各 100 克，黨參、仙靈脾各 50 克，用 3000 毫升的水浸兩小時，煎三十分鐘，取濾液，再加水復煎一次，兩次濾液混合，濃縮成稠液，加肉桂粉、黃連粉各 50 克，烘乾壓粉，裝瓶備用。

【用法】每次取藥粉 0.1～0.2 克，放入臍中，上壓一乾棉球，膠布固定，二十四小時換藥一次，用五天停兩天，一週為一療程，連用一～四療程。

【主治】失眠。

【按語】治療 146 例，顯效 88 例，有效 52 例，無效 6 例。

癲　癇

　　癲癇是一種發作性腦神經異常的疾病，俗稱羊癇風，中醫稱為癇證。主要症狀為發作時突然仆倒、昏不知人、口吐白沫、兩目上視、四肢抽搐，或口中發出如豬羊的叫聲，數分鐘後自己甦

醒,醒後不知發病情況。小發作時,患者突然停頓工作,呆立不動,喪失意識,呼之不應,數秒鐘可恢復正常;發作間隙期無何不適,常在過勞、驚恐、暴飲暴食、感染、過度換氣和月經來潮等情況下誘發。本病也可由腦炎、腦外傷、腦瘤等原因引起。

處方 1

【來源】《備急千金要方》

【配方】艾炷。

【用法】灸臍五十壯。

【主治】腸癇。

【按語】腸癇即癲癇見有腸道症狀者。

處方 2

【來源】《中國灸法集萃》

【配方】芫花 100 克,醋浸一天,膽南星 20 克、雄黃 12 克、白胡椒 10 克,共壓細粉。

【用法】取藥粉適量納入臍內,使與臍平,膠布固定。

【主治】癲癇。

處方 3

【來源】《陝西中醫》1984 年 11 月,第 35 期。

【配方】馬錢子炒黃、殭蠶、膽南星、明礬各等份,鮮艾葉、鮮薑適量。

【用法】前四味藥共研細粉,取藥粉適量與艾葉和生薑共搗成膏,每次取膏 5~10 克,紗布包裹敷臍,並敷會陰穴,再用棗核大小的艾炷灸之。一歲灸一壯,一日一次,灸後,藥膏

　　用膠布固定。

【主治】癲癇。

癲　　狂

　　癲與狂都是神志失常的疾病，癲證以語無倫次、精神抑鬱、表情淡漠、沈默癡呆、靜而少動爲特徵；狂證以精神興奮、狂躁不寧、打罵毀物、動而多怒、哭笑妄言爲特徵。但癲病經久，疾鬱化火，可以出現狂證；狂病延久，正氣不足，亦可出現癲證。癲狂兩證有一定的聯繫，往往交替出現。

　　癲狂以情感障礙爲著者，類似現代醫學中的更年期精神病，躁狂抑鬱性精神病，以思維障碍、行爲紊亂爲著者，類似精神分裂症等病。

處　　方

【來源】《當代中藥外治臨牀大全》

【配方】甘遂、艾葉、大戟、黃連、菖蒲各 10 克，白芥子 6 克，共壓細粉。

【用法】取適量藥粉，以水調和成糊狀，敷貼於臍，蓋以紗布，膠布固定，每日一次。

【主治】癲狂。

頭　痛

頭痛是整個頭部，以及頭的前、後、偏側、頂部疼痛的總稱，是臨牀常見的症狀，凡以頭痛爲主症者即可診斷。頭痛的致病原因很多，外感內傷均可發病。頭痛可見於現代醫學內、外、神經、精神、五官科等各種疾病中。內科臨牀上常見到的頭痛，多見於感染性、發熱性疾病、高血壓、顱內疾病、神經官能症、偏頭痛、神經血管性頭痛等。

處 方 1
【來源】《理瀹駢文》
【配方】胡椒十粒、葱白 30 克、百草霜 15 克。
【用法】上藥共搗爲膏敷臍，常規法固定（見說明）。
【主治】頭痛。

處 方 2
【來源】《理瀹駢文》
【配方】芥菜子壓粉。
【用法】取藥粉 10 克，用溫水調成稠糊狀，塡臍內，隔衣以行軍壺盛開水熨臍部，艮久汗出即解。
【主治】風寒感冒頭動。

處 方 3
【來源】《浙江中醫雜誌》1990 年 5 月，第 198 期。
【配方】生石膏 1 克，白芷、川芎各 0.5 克。

【用法】上藥共研細粉，置臍內，外以傷濕止痛膏固封。

【主治】偏頭動。

眩　暈

眩暈是目眩與頭暈的總稱。目眩即眼前發黑或眼花，視物模糊；頭暈爲感覺自身或外界景物旋轉，站立不穩。因兩者常同時並見，故稱爲眩暈。多屬肝的病變，可由風、火、痰、虛等原因引起。眩暈可見於現代醫學的多種疾病，如耳源性眩暈、神經官能症、頭部外傷後眩暈、高血壓、低血壓、眼源性眩暈、貧血、某些顱內占位性疾病等。

處　方

【來源】《穴位貼藥療法》

【配方】吳茱萸 100 克膽汁拌製，龍膽草 50 克，明礬 30 克，硫黃 20 克，朱砂 15 克，共壓細粉。小薊根汁適量。

【用法】取藥粉 15 克，以小薊根汁調和成糊，敷於臍內，上蓋紗布，膠布固定，兩日換藥一次，連用二～三個月。

【主治】眩暈。

暈　動　病

乘車、船或飛機時，因搖擺、顚簸、旋轉或加速等刺激，使前庭功能紊亂而致的一系列植物神經功能失調症狀，稱暈動病，

或稱運動病。臨牀表現有噁心、嘔吐、頭暈、乏力、心跳加速、面色蒼白、冷汗，甚至虛脫，重者可出現四肢冰冷、血壓下降、心跳過緩，甚至失水及酸中毒。疲勞、失眠或素有慢性疾病情形下，更易發病或症狀加重。

處 方 1

【來源】《廣西中醫藥》1978 年 1 月，第 31 期。

【配方】傷濕止痛膏。

【用法】於乘車前用傷濕止痛膏貼臍，如乘車超過一天，第二天另換一張貼上。

【主治】暈車。

【按語】防治暈車 20 餘例，有明顯效果。

處 方 2

【來源】《大衆中醫藥》1988 年 3 月，第 29 期。

【配方】風油精。

【用法】將風油精數滴滴入臍內，外以傷濕止痛膏固封。

【主治】暈車、暈船。

痙　　證

痙證是由於外邪侵犯，壅阻經絡，或熱甚傷津，肝風內動以及內傷陰血虧虛，筋脈失養所引起的，臨牀以項背强急、四肢抽搐，甚則角弓反張為主要表現的病證。由現代醫學的流行性腦脊髓膜炎、流行性乙型腦炎、多種傳染病以及各種原因引起的高熱

驚厥等可參考本證治療。

處方 1
【來源】《肘後備急方》

【配方】細鹽、艾炷。

【用法】將 2 克左右細鹽放入臍內攤平，上放艾炷灸，連灸十四
　　　　壯，或數十壯。

【主治】諸急。

【按語】諸急指拘急強直之症，如口噤項強等，寒邪侵襲可見筋脈
　　　　拘急，熱盛動風和肝風內動可見抽搐、角弓反張等症。

處方 2
【來源】《針灸聚英》

【配方】艾炷。

【用法】灸臍百壯。

【主治】角弓反張。

【按語】角弓反張是指項背強急，腰背反折，身體後仰如弓的症
　　　　狀，是痙病的危重症狀。

自汗、盜汗

　　自汗和盜汗均是以汗出異常為主的病證。非因天熱、穿衣過
暖、勞作奔走和服用發熱藥物等因素，白日時時汗自出，動輒益
甚者，稱為自汗；睡中汗出，醒後自止者，稱為盜汗。汗出過多
不僅患者自感黏膩不適，而且因汗濕衣被，易招致感冒，會耗氣

傷津，損失水分、鹽、蛋白質、微量元素等物質。患者易出現乏力氣短、口乾失眠等症。

　　自汗、盜汗，多見於現代醫學的植物神經功能紊亂、甲狀腺機能亢進、糖尿病、結核病、佝僂病和一些傳染病的發熱期和恢復期，以及大手術後或產後。

處 方 1
【來源】《衛生易簡方》
【配方】五倍子粉。
【用法】每次取粉 2 克，水調填滿臍，常規法固定（見說明）。
【主治】自汗。
【按語】原書以唾液調藥，此不衛生，改以水或醋調藥爲好。五倍子粉敷臍治療自汗確有良效，但其效隨自汗的病因不同而異，而且古書所言的「一宿即止」也是個案的病例。

處 方 2
【來源】《本草綱目》
【來源】何首烏壓粉。
【用法】取藥粉 3 克，水調敷臍，常規法固定。
【主治】自汗、盜汗。

處 方 3
【來源】《串雅內編》
【配方】五倍子、生龍骨等份壓粉。黑膏藥。
【用法】取藥粉 3 克，以水調敷臍，外貼黑膏藥。
【主治】盜汗、自汗。

處 方 4

【來源】《驗方新編》

【配方】五倍子、枯礬等份壓粉。

【用法】取藥粉 3 克，以水調敷臍，常規法固定。

【主治】自汗、盜汗。

處 方 5

【來源】《外治壽世方》

【配方】五倍子研粉。

【用法】用人乳調藥粉蒸熟，製丸如龍眼大，每用一丸貼臍上，外以核桃殼蓋之，用布捆牢，二十四小時後取下，再換，連用十日。

【主治】盜汗。

處 方 6

【來源】《中醫雜誌》1965 年 4 月，第 119 期。

【配方】五倍子 1.5 克、朱砂 0.3 克，共研細末。

【用法】以冷水調上藥成糊狀，臨睡時敷臍，上蓋紗布，膠布固定，次晨揭去，一般連用兩夜。

【主治】肺結核盜汗。

【按語】治療 18 例，有一定的療效。

處 方 7

【來源】《陝西新醫藥》1972 年 4 月，第 60 期。

【來源】五倍子 1.5克、朱砂 0.3 克，共研細粉。

【用法】用涼水調上藥成糊狀，於睡前敷臍，每晚敷一次。

【主治】盜汗。

【按語】舉病案一例，療效顯著。

處方 8

【來源】《中醫藥學報》1984 年 4 月，第 37 期。

【配方】五味子 60 克。

【用法】上藥搗爛如泥，如藥乾可加少量水，用紗布包藥敷臍。

【主治】盜汗。

【按語】舉病案 3 例，療效顯著。

處方 9

【來源】《陝西中醫》1985 年 5 月，第 209 期。

【配方】赤石脂、沒食子、煅龍骨、煅牡蠣、五倍子各 100 克，共
　　　研細末，加朱砂 5 克，研勻，裝瓶備用。

【用法】依小兒年齡，每次取藥粉 10～20 克，以涼水和醋各半調
　　　糊，臨睡前敷臍，以紗布繃帶固定，翌晨揭去，三～五次
　　　爲一療程。

【主治】小兒盜汗。

【按語】治療 118 例，無效 16 例，其餘均有效。

處方 10

【來源】《中藥通報》1986 年 5 月，第 58 期。

【配方】五味子、五倍子各 100 克，共研細末。

【用法】取少量藥粉，以 70％酒精調成糊狀，將鴿蛋大的糊放在
　　　約 5 平方公分的塑膠薄膜或不透水的蠟紙上，然後把藥貼
　　　在臍部，外敷紗布，用膠布固定，二十四小時換藥一次。

【主治】盜汗。

【按語】治療 50 例，用藥二～八次見效。

處　方 11

【來源】《江西中醫藥》1987 年 6 月，封 4 期。

【配方】煅龍骨、五倍子等份，研末備用。

【用法】每次取藥粉 10 克，用溫開水或醋調成糊狀，敷於臍部，用膠布固定，睡前敷，第二天起牀後取下，連敷兩個晚上。

【主治】小兒虛汗。

【按語】治療 76 例，顯效 54 例，有效 22 例。

處　方 12

【來源】魏振裝

【配方】何首烏、五倍子、生黃芪等份壓粉，以藥用基質調藥製成每粒含藥 1 克的錠。

【用法】將臍部洗淨擦乾，取止汗錠一枚放於臍部，上蓋塑膠薄膜和紗布，周邊用膠布固定，二十四小時換藥一次，最多連用八次。

【主治】自汗、盜肝。

【按語】本方名爲止汗錠，治療自汗 48 例，痊癒 21 例，顯效 10 例，有效 14 例，無效 3 例；治療盜汗 66 例，痊癒 28 例，顯效 19 例，有效 16 例，無效 3 例；治療自汗兼盜汗 54 例，痊癒 25 例，顯效 18 例，有效 7 例，無效 4 例。在顯效和痊癒者中，顯效開始出現日最早一天，最晚六天，平均兩天半。

處 方 13

【來源】《理瀹駢文》

【配方】黃柏壓粉。

【用法】取粉 3 克，水調敷臍。

【主治】盜汗。

面肌痙攣

　　面肌痙攣又稱面肌抽搐症或面神經痙攣症。主要症狀是半側面部表情肌不自主地陣發性不規則抽搐，常先開始於眼輪匝肌，表現爲一側眼瞼閃電般不自主地抽搐，較重者則擴展到同側的其他面部表情肌，而以牽引口角肌肉的顫搐最爲明顯可見，每日可發作數十次，甚至上百次。一般認爲，其發病原因是由於面神經附近的炎症、腦動脈硬化症、周圍性面神經麻痺等病，導致支配面部表情肌的面神經興奮性過高所致。面肌痙攣中醫稱爲面風，是血虛風邪中絡的見症。

處 方 1

【來源】《浙江中醫雜誌》1982 年 3 月，第 131 期。

【配方】醋芫花 50 克、黃芪 30 克、膽南星 8 克、雄黃 3 克、馬錢子總生物鹼 0.1 毫克，共爲細粉，再噴入白胡椒揮發油 0.05 毫升，混勻。

【用法】每次取藥粉 0.2 克，敷臍，常規法固定（見說明）。每週換藥一次。

【主治】面肌痙攣。

【按語】舉病案一例。同作者於 1981 年 10 月在《遼寧中醫雜誌》載
　　　　文以同法治療 5 例，用藥兩個月左右癒。肝陽上擾，加羚
　　　　羊角粉；筋脈失榮，加阿膠；血瘀，加山楂、葛根、甘
　　　　草、白芍、乳香、沒藥、山甲、厚朴、桂枝、細辛、雞矢
　　　　藤、冰片等；痰濁阻絡，加金匱腎氣丸。

處方 2

【來源】《清代宮廷醫話》

【配方】天麻、防風、自芷、芥穗、羌活、辛荑、細辛、金蟲、殭
　　　　蠶、白附子各等份。

【用法】上藥共壓細粉，每次取藥粉 10～15 克納入臍內，外以膠
　　　　布固定，一日一換。

【主治】面肌痙攣。

【按語】此方為清代御醫為慈禧太后治面肌痙攣的臍療方。

面神經麻痹

　　周圍性面神經麻痹亦稱面神經炎，是莖乳突孔內急性非化膿
性的面神經炎，引起周圍性面神經麻痹。多在著涼受寒，頭面被
冷風吹拂或感冒後發病，故一般認為可能是局部營養神經的血
管，因受風寒而發生痙攣，導致該神經組織缺血、水腫、受壓迫
而致病。

　　臨牀表現為突然發病，往往在清晨洗臉漱口時發現口眼歪
斜，一側面部表情肌癱瘓，症見前額皺紋消失、眼裂擴大、鼻唇
溝平坦、口角下垂、面部被牽向健側，患者不能作皺額、蹙眉、

閉目、露齒、鼓氣和噘嘴等動作,閉目不緊,睡時露睛流淚,進食咀嚼時食物常積留在患側齒頰之間,飲水時水由患側口角漏出。

本病的中醫病名是口眼歪斜、口眼喎斜。

處 方 1

【來源】《河南中醫學院學報》1978 年 4 月,第 20 期。

【配方】醋芫花 50 克,膽南星、雄黃各 3 克,白胡椒揮發油 0.05 毫升。前三味藥烘乾研粉,噴入揮發油,加入馬錢子總生物鹼 0.1 毫克,混勻密封保存。

【用法】每次取藥粉 0.2 克放入臍中,膠布固封,三～五日換藥一次。

【按語】治療 10 例,治癒 3 例,顯效 3 例,有效 3 例,無效 1 例。

處 方 2

【來源】《穴位貼藥療法》

【配方】製馬錢子 50 克、芫花 20 克、膽南星 5 克,川烏、白附子各 3 克,雄黃、白胡椒各 2 克,共研細粉。

【用法】取藥粉 10～15 克,撒布於 6～8 平方公分膠布中間,如法製兩塊,貼於神闕穴和牽正穴,兩天換藥一次。

【主治】口眼歪斜。

【按語】牽正穴在耳垂前 0.5 寸。

腳　氣

　　腳氣是以下肢軟弱無力、行動不便爲特徵的一種疾病。因病從腳起，故名腳氣。本病大多起病緩漸，人多不覺，僅感兩腳軟弱，不便行動。腳氣分濕腳氣和乾腳氣，濕腳氣是兩脛腫大，軟弱麻木而無力；乾腳氣是兩脛不腫反見枯瘦，麻木酸痛。如兼心悸氣急者，爲腳氣衝心。腳氣類似現代醫學維生素 B_1 缺乏所致的腳氣、營養不良、多發性神經炎等疾病。

處 方 1

【來源】《理瀹駢文》

【配方】蒼朮、龜版各 150 克，飛滑石 120 克，生半夏、防己、黃芩、黃柏、葶藶子、甘遂、大戟、芫花、木通、浮萍各90 克，白朮、膽草、羌活、大黃、黑丑、芒硝、炒梔子、桑白皮、澤瀉、髮團各 60 克，川芎、當歸、赤芍、黃連、鬱金、苦參、知母、商陸、枳實、連翹、檳榔、郁李仁、大腹皮、防風、細辛、杏仁、膽南星、茵陳、白丑、天花粉、蘇子、獨活、青皮、陳皮、藁木、瓜蔞仁、柴胡、地骨皮、白鮮皮、丹皮、威靈仙、旋覆花、生蒲黃、牛蒡子、馬兜鈴、白芷、升麻、川楝子、地膚子、車前子、牛膝、香附、萊菔子、土茯苓、萆薢、生甘草、海藻、昆布、瞿麥、萹蓄、木鱉子、莧麻仁、地龍、土狗、山甲各 30 克，延胡、厚朴、附子、烏藥各 15 克。
　　生薑、韭白、葱白、榆枝、桃枝各 120 克，大蒜、楊柳枝、槐枝、桑枝各 250 克，蒼耳草、益母草、諸葛菜、車

前草、馬齒莧、公英各 500 克，鳳仙草、皂角、赤小豆各
60 克，菖蒲、川椒、白芥子各 30 克。

將兩組藥分別放入共 15 公斤麻油中浸泡半天，以文火煎
至藥枯，濾去藥渣，取油熬至滴水成珠時離火，徐徐加入
適量黃丹，不斷攪拌，另將鉛粉 500 克、松香 250 克，金
陀僧、生石膏各 125 克，陳壁土、明礬、輕粉各 60 克，
官桂、木香各 30 克，混合壓成細粉，和以酒蒸化的牛膠
120 克對入攪勻，取藥膏適量攤在布或紙上成膏備用。

【用法】將膏藥烘熱化開貼臍。

【主治】腳氣、痔、帶下、黃疸、水腫、腹瀉。

【按語】本方名為行水膏。

處 方 2

【來源】《理瀹駢文》

【配方】甘遂、白丑、黑丑各 15 克，壓粉，同蕎麥粉 50 克混合，
　　　　水調製餅。

【用法】將藥餅蒸熟敷臍，每次敷三十分鐘，涼則再蒸再用。

【主治】腳氣。

昏　迷

　　昏迷為腦功能發生高度抑制的病理狀態，也是病情危急的信
號，主要特徵是意識喪失，隨意運動喪失，對外界刺激不起反應
或出現病態的反射活動。許多疾病發展到一定嚴重程度，都可能
發生昏迷，如現代醫學的腦出血、腦血栓、腦栓塞、高血壓腦病

等顱腦病變，以及嚴重感染、敗血症、中毒型痢疾、中毒型肺炎、肝性腦病、肺性腦病、尿毒症、糖尿病等全身疾病和一氧化碳、氰化物等中毒，導致顱腦損傷或功能障礙。昏迷類似中醫所稱的神昏、不省人事、不知與人言、昏不知人等神志障礙症狀。

處方 1

【來源】《外治壽世方》

【配方】松節 200 克、胡椒 10 克打碎、雞蛋數個、麵粉。

【用法】用加入松節和胡椒的水煮蛋，蛋熟剝皮，從頂端切去 1/3 ，放臍上，用麵團護住四周，冷即更換。

【主治】傷寒不省人事，症見身熱無汗、目定口呆、便秘等。

處方 2

【來源】經驗方

【配方】蔥白 500 克、鹽 300 克、吳茰 100 克、白酒 100 毫升。

【用法】先將鹽放鍋中炒熱，依順序加入吳茰、蔥白、白酒，炒熱裝入布袋，外熨臍部。每次熨一小時，日熨兩次，熨時藥冷重新加溫，裝袋再熨。

【主治】昏迷。

處方 3

【來源】經驗方

【配方】艾絨 100 克。

【用法】將艾絨放臍部鋪平，上蓋一毛巾，用熱熨斗在上面熨，每次一小時，每日兩次。

【主治】昏迷。

暈　厥

　　暈厥是暫時性的腦缺血或缺氧所引起的，表現爲突然暈倒、短時間意識喪失，可持續幾秒鐘或幾分鐘後自然恢復，而各種反射依然存在。影響腦供血量的主要因素是周圍血管的收縮功能、心臟功能、全身血容量和正常的血液成分。引起暈厥的主要病因是劇痛、驚恐，或在炎熱、擁擠、空氣污濁的室內久立引起的單純性暈厥、直立性低血壓、心源性暈厥、排尿性暈厥，及血糖過低、重症貧血的血液成分異常引起的暈厥。

處方 1
【來源】《肘後備急方》
【配方】艾炷。
【用法】將艾炷放臍上，連灸數十壯，乃至百餘壯。
【主治】突然暈厥。
【按語】所灸艾炷壯數以醒爲度，注意防止皮膚燙傷。

處方 2
【來源】《蘇沈良方》
【配方】大葱、熨斗。
【用法】取葱一把，外用繩捆牢，切去根和葉，只留葱白，長 6.5
　　　　公分左右，直徑約 10 公分，同法準備三～四個葱餅。將
　　　　葱餅一端用火烤熱，加熱端放臍上，葱餅上放熱熨斗，如
　　　　葱餅壞則換新葱餅，至患者甦醒爲度。
【主治】虛脫、傷寒陰厥。

處 方 3

【來源】《理瀹駢文》

【配方】吳萸 2 克壓粉。

【用法】以酒調藥粉成膏塗臍內，常規法固定（見說明）。

【主治】虛脫。

休　　克

　　休克主要表現在面色、神志、脈搏、血管、尿量等五個方面，臨牀見症主要是面色蒼白、四肢發涼、出冷汗、神志模糊、反應遲鈍、煩躁不安，或突然昏倒、脈搏數而無力或摸不清、甲牀發紫、血管不充盈等。

　　休克主要是由於感染、出血、過敏、心源性等致病因素引起有效血容量不足，心排血量降低，使生命重要器官的微循環灌流量急劇減少，從而產生一系列代謝紊亂，細胞受損，臟器功能障礙為特徵的綜合證。其發展快，預後差，應積極盡快搶救。中醫的厥脫與本病類似。

處 方 1

【來源】經驗方

【配方】吳萸 12 克、乾薑 10 克、丁香 6 克，共壓細粉。艾炷。

【用法】將藥粉填滿臍孔，上放艾炷灸，壯數不限，灸至患者甦醒
　　　　為止。

【主治】各種虛寒厥證。

處方 2

【來源】經驗方

【配方】葱白 1000 克、生薑 300 克、花椒 30 克。

【用法】上藥切碎，分作兩包，加酒炒熱，布包熨臍，藥涼隨時更換。

【主治】各種虛寒厥證。

處方 3

【來源】經驗方

【配方】葱白 200 克、麝香 0.3 克。

【用法】麝香放臍內，將葱白炒熱，紗布包放臍上，再用電熨斗熨之，熨至患者手足汗出。

【主治】厥脫。

失 語 症

　　失語症是由優勢半球大腦皮質言語代表區的病變，所引起言語表達或理解障礙的病證。根據失語症的性質，總的可分為感覺性失語和運動性失語。感覺性失語由左側半球顳葉病變所造成，患者聽覺正常，但不能聽懂別人的和自己的話，因此言語混亂而割裂，經常是答非所問；運動性失語又名表達性失語，是大腦左半球額葉的病變所引起，病證特點是能理解別人的語言，但不能用言語與人對話，自己用錯詞也知道，構音器官的活動並無障礙。

處方 1

【來源】經驗方

【配方】蜂蜜 20 克、檸檬 10 克、玫瑰花 6 克。

【用法】上藥混合共搗爛，取適量放入臍內，常規法固定（見說明）。

【主治】失語。

處方 2

【來源】經驗方

【配方】菖蒲、遠志、薄荷、膽南星各等份，混合壓粉。

【用法】取藥粉 2 克，以生薑汁調糊，放入臍內，常規法固定。每日用藥一次，連用七天爲一療程。

【主治】失語。

中　暑

　　中暑是發生在夏季或高溫作業下的一種急性病。在夏季暑熱環境下，人體處於勞倦或飢餓狀態時，元氣虧虛，暑熱乘虛而入，急性發病。症見頭痛頭暈、口渴喜飲、惡熱心煩、面紅多汗，甚則暑犯心包，猝然昏倒，不省人事，身熱肢厥。該病與現代醫學的中暑和高溫損害，如熱痙攣、熱射病、日射病等相似。

處方 1

【來源】《三因極一病證方論》

【配方】熱水、毛巾等物。

【用法】將患者移到陰涼處，用毛巾等物蘸熱水，外熨臍和下腹部，然後將毛巾放在臍和下腹部，上面不斷倒少量熱水，至患者甦醒爲度。如倉促沒有熱水，也可將道路上或田中的熱土放在臍上，以多爲好，土冷則更換。

【主治】中暑暈厥

處 方 2
【來源】經驗方
【配方】仁丹 10 克，壓粉備用。
【用法】以薑汁調藥粉成膏狀塗臍，常規法固定（見說明）。每日用藥一次，用至神志清醒，熱退。
【主治】中暑暈厥。

處 方 3
【來源】經驗方
【配方】清涼油。
【用法】取少量清涼油塗臍。
【主治】中暑。

處 方 4
【來源】《針灸學》
【配方】細鹽少許、艾炷兩百個。
【用法】將鹽塡滿臍部，上置艾炷灸之，灸壯不限，注意防止燙傷。
【主治】中暑暈厥。

淹　溺

人淹沒於水中，呼吸道爲水、污泥、雜草等堵住，或因喉頭、氣管發生反射性痙攣，引起窒息和缺氧，導致呼吸、心跳停止而致死者，稱淹死或溺死。淹溺後能生存者，稱爲瀕臨淹死。淹溺主要造成急性呼吸衰竭，必須立即搶救。

處　方

【來源】《本草綱目》

【配方】鹽。

【用法】將溺者放在長凳上，抬高雙腳，以鹽擦臍，待水流出，如胸口溫者，多可救治。

【主治】淹溺。

【按語】淹溺爲內科急症，必須立即搶救，將患者營救上岸後，立即清除口、鼻腔內的淤泥、雜草，然後迅速控水，並復甦搶救。患者仰臥，頭部後仰，用拳猛擊患者心前區一～二下，繼而口對口人工呼吸與胸外心臟按壓交替操作，方法是連續口對口呼氣兩次，呼氣以使溺者胸部略有隆起爲度，然後胸外心臟按壓十次，即在胸正中處，雙手衝擊性地擠壓胸骨，使其下降 3～4 公分，速度爲每分鐘八十～一百次，兩者輪番交替進行，堅持到急救中心來人。中醫臍療可作爲復甦搶救措施之一。

中　寒

　　中寒為寒邪直中三陰經的病證。由於人體素虛，陽氣不足，寒邪直中出現中脘、臍周，或小腹疼痛、手足涼等症。凍僵也屬中寒的範疇，在寒冷野外活動時間過長，或突遇暴風雪，衣著不能禦寒，或因失事落水，長時間浸在冰水中，或陷入積雪等原因，使機體長時間暴露在嚴寒環境下，體溫過度下降，新陳代謝降低，引起全身性嚴重損傷，出現神志不清、周身關節肌肉僵硬，如不及時搶救，常會危及生命。

處 方 1
【來源】《萬病回春》
【配方】麝香、半夏、皂角各 0.1 克，生薑，艾炷。
【用法】前三味藥分別研粉，然後混勻放臍中，上蓋薄生薑片，放
　　　　艾炷，灸十四壯。並灸關元穴、氣海穴各十四壯。
【主治】中寒。

處 方 2
【來源】《萬病回春》
【配方】麝香粉、硫黃粉各 0.1 克，大葱，熨斗。
【用法】取葱一把，外用繩捆牢，切去根和葉，只留葱白，長 6.6
　　　　公分左右，直徑約 10 公分，同法準備五個葱餅。先將麝
　　　　香和硫黃放入臍內，搏葱餅一端用火烤熱，加熱端放臍
　　　　上，葱餅上放熱熨斗，如葱餅已壞則換新葱餅。
【主治】中寒。

處 方 3

【來源】《萬病回春》

【配方】麩皮 500 克，吳茱萸、鹽各 100 克。

【用法】上藥拌勻炒熱，布包熨臍上下。

【主治】中寒。

處 方 4

【來源】《簡明醫彀》

【配方】鹽 0.5 公斤。

【用法】鹽炒熱，裝入布袋中，外熨臍腹。

【主治】中寒。

【按語】若無鹽，用麥麩或砂、土代鹽均可。

處 方 5

【來源】《簡明醫彀》

【配方】麝香、半夏、皂角各 0.6 克，鹽，艾炷。

【用法】前三味藥分別研粉，然後混勻放臍中，上撒薄薄一層細
　　　鹽，用艾炷灸十四壯。

【主治】中寒。

處 方 6

【來源】《簡明醫彀》

【配方】吳茱萸 500 克，白酒 100 毫升。

【用法】將吳茱萸放入適量水中，對入白酒，煮沸兩分鐘，濾出吳
　　　茱萸，裝入布袋外熨臍腹。

【主治】中寒。

處 方 7

【來源】《明醫指掌》

【配方】麝香、半夏、皂莢各 0.1 克，生薑，艾炷。

【用法】前三味藥分別研粉爲末，塡臍中，將生薑切薄片貼在藥粉
上，放大艾炷於薑片上，灸二十一壯，再灸關元、氣海各
二十壯，使熱氣通於內，寒氣逼於外，陰自通而陽自復。

【主治】中寒。

處 方 8

【來源】《理瀹駢文》

【配方】艾絨、熨斗。

【用法】在臍部鋪一層厚艾絨，直徑約 16.5 公分，上用適溫熨斗
外熨。

【主治】四肢逆冷、腹痛等寒證。

處 方 9

【來源】《理瀹駢文》

【配方】炙附子 15 克，硫黃、肉桂各 8 克，炮薑、朱砂各 6 克，
共壓粗末備用。艾絨 60 克、熨斗。

【用法】藥末與艾絨混勻，裝布袋中，放臍上，用熨斗外熨。

【主治】四肢逆冷、腹痛腹瀉等寒證。

處 方 10

【來源】《理瀹駢文》

【配方】炙附子、川椒各 6 克壓粉，薑汁，麵，鹽。

【用法】藥粉加少量白麵和鹽，以薑汁調爲膏塡臍，常規法固定

（見說明）。

【主治】中寒。

處　方　11

【來源】《理瀹駢文》

【配方】乾薑、炙附子、炙川烏、艮薑、吳萸、官桂等份壓粉。

【用法】取藥粉 2 克，以醋調為丸放臍中，常規法固定。

【主治】中寒。

瘧　　疾

瘧疾是被瘧蚊叮後，感受瘧原蟲所引起的一種傳染病。臨牀表現以間歇性寒顫、高熱和出汗，並定時發作為特徵。因感受時邪不一，人體強弱不同，表現的徵候也不同。寒熱均等的為正瘧；寒重熱輕的為寒瘧；熱多寒少的為溫瘧；久瘧不癒，形體消瘦，遇勞即發者為勞瘧；延久不癒，反覆發作，脅下結塊者為瘧母。

處　方　1

【來源】《串雅內編》

【配方】蓽撥、雄黃各 9 克，生薑汁，黑膏藥。

【用法】將蓽撥、雄黃共壓細粉，以生薑汁調藥粉為膏，製餅兩個，於瘧疾發作前兩小時，將藥餅放膏藥上，分別溫化貼臍和大椎穴。

【主治】瘧疾。

【按語】黑膏藥主要起固定作用，因此不論何名膏藥均可。

處 方 2

【來源】《理瀹駢文》

【配方】烏梅 15 克，常山、草果、陳皮、甘草、蒼朮、檳榔、半
夏、川芎、當歸、荊芥、防風、知母、杜仲各 3 克，混勻
打碎壓粉，裝瓶備用。

【用法】於瘧發兩小時前，臍內放藥粉 1 克，再將其他藥炒熱裝布
袋縛臍上，其發必輕，再發再縛。

【主治】瘧疾。

處 方 3

【來源】《理瀹駢文》

【配方】草果、常山、丁香各 15 克，混勻打碎，並取少量壓粉。

【用法】於瘧發兩小時前，臍內先放藥粉 1 克，再將其它藥炒熱裝
布袋縛臍上，如再發再縛，法同前。

【主治】瘧疾。

處 方 4

【來源】《外治壽世方》

【配方】烏梅 15 克，當歸、川芎、防風、甘草、陳皮、蒼朮、杜
仲、檳榔、草果、半夏、常山、荊芥、知母各 3 克，共壓
粗末。

【用法】於瘧疾未發時，臍內放藥末 1 克填滿，其餘藥末放鍋內炒
熱，用紗布包藥放臍上，以繃帶捆紮，藥涼後重新加溫應
用。

【主治】瘧疾。

處 方 5

【來源】《廣東中醫》1959 年 5 月，第 194 期。

【配方】蒼朮、白芷、川芎、桂枝等份壓粉，裝瓶備用。

【用法】每次取藥粉 4 克，用四層紗布包裹成球，將藥球放入臍中，用膠布封貼，或外以膏藥封貼，依貼藥時間不同有以下幾種方法：

1. 一次貼五～十日，連貼三次。

2. 一次貼三日，連貼三次。

3. 一次貼十日，連貼十一次。

4. 連貼六日。

【主治】瘧疾。

【按語】第一種貼藥方法抗瘧疾復發 26 例，經檢查瘧原蟲陽性者 8 例，其中惡性瘧 7 例，間日瘧 1 例。第一次用藥後，7 例惡性瘧的瘧原蟲均轉陰。第二次用藥後，1 例間日瘧的瘧原蟲轉陰。

第二種貼藥方法，抗瘧疾復發 27 例均無復發，用藥三個月復查，有半數患者脾腫大縮小。

第三種貼藥方法，用於健康人 42 例，以期預防瘧疾，觀察一年餘，無一人發病；對照組 164 例，發病 25 例。

第四種用藥方法，用於 1606 例抗瘧疾遠期復發，無一人復發。

處 方 6

【來源】《中醫內科雜誌》1989 年 2 月，第 41 期。

【配方】生甘草、生甘遂各 10 克，共研細粉，裝瓶備用。

【用法】在瘧疾發作前二～三小時，將臍洗淨擦乾，取藥粉 0.5 克
放入臍中，外以膠布封貼，待病癒後三天，將藥粉和膠布
去掉。

【主治】瘧疾。

處 方 7

【來源】《常見病民間傳統外治法》

【配方】青蒿 15 克、草果 3 克。

【用法】上藥共搗爛，於發作前兩小時敷臍，外以膠布固封，每日
一次，連敷數日。

【主治】瘧疾。

瘟疫、大頭瘟

瘟疫是感受細菌、病毒等疫癘之氣而發生的各種流行性急性
烈性傳染病的總稱。

大頭瘟是瘟疫的一種，又名大頭風、大頭傷寒、大頭天行、
蝦蟆瘟、疫毒等，指頭面部紅腫為特徵的疫病。症發於鼻面耳項
咽喉間，赤腫，多汗，初則惡寒壯熱、目不能開、咽喉不利，甚
則口舌乾燥、咽喉堵塞不能食飲。

處 方 1

【來源】《驗方新編》

【配方】蒼朮、艮薑、枯礬各等份，共壓細粉。葱白、綠豆。

【用法】取藥粉 3 克與葱白一根，共搗成膏，貼臍，常規法固定
　　　　（見說明）。煎綠豆湯頻飲取汗。

【主治】瘟疫、大頭瘟。

處　方　2

【來源】《外治壽世方》

【配方】白芥子 5 克壓粉、水壺。

【用法】溫水調白芥子粉填臍部，隔布兩層，以壺盛熱水熨，至汗
　　　　出可癒。

【主治】瘟病初起症見頭痛。

虛　　勞

　　虛勞又稱虛塤，是因臟腑元氣虧損，精血不足而致的慢性虛
衰性病證的總稱。凡稟賦體弱、後天失養、煩勞過度、房事不
節、久病失養引起的虛損證均為虛勞。本病臨牀表現複雜，可因
虛損的病位、性質及其輕重程度的不同，而有不同的證候表現。
本病幾乎涉及現代醫學各個系統的疾病，凡以慢性功能減退或虛
性亢奮為主要臨牀表現的病證，均屬本證的範疇。

處　方　1

【來源】《萬病回春》

【配方】乳香、沒藥、鹽、炙川烏、續斷各 3 克，麝香 0.6 克，共
　　　　壓細粉備用。槐樹內皮，約 1.5 公厘厚。艾炷、莜麥麵。

【用法】莜麥麵用水調和，捏成條，圍成圈，內徑 3.3 公分，如臍

大者 6.6～9.9 公分，放臍上，圈內放入薄薄一層藥粉，上蓋槐樹皮，艾炷放樹皮上灸，灸數與患者年齡相同。

【主治】月經不調、赤白帶下、腎虛陽痿、遺精白濁、頭面部火邪、心腸諸疾。

【按語】本方名爲彭祖小接命熏臍方。

處 方 2

【來源】《理瀹駢文》

【配方】龍骨、虎骨、蛇骨、附子、木香、丁香、乳香、沒藥、雄黃、朱砂、五靈脂、夜明砂、胡椒、小茴香、鹽、兩頭尖等量壓粉備用，麝香壓粉備用，蕎麥麵，槐樹內皮，艾炷，艾葉。

【用法】蕎麥麵用水調和，捏成條，圍成圈，放臍上，臍內先放少量麝香，然後在麵圈內撒一層薄藥粉，上蓋槐樹皮，艾炷放樹皮上灸。如患者畏灸，可將藥粉與艾葉和勻裝入布袋，放臍上，再用熨斗熨，腹覺溫暖即止。

【主治】五勞七傷、精神不振、痰火、失血血虛、陰虛，及男子遺精、陽痿、白濁，及婦女赤白帶、子宮冷。

【按語】本方名爲太乙眞人熏臍方。灸後愼風寒，戒油膩、生冷、酒色等。

處 方 3

【來源】《串雅外編》

【配方】大附子一個，甘草、甘遂各 62 克，麝香 1 克，白酒 1 公斤。

【用法】附子切片，用紗布包裹，再加甘草末和甘遂末，共浸入酒

中半日，用文武火煮，酒乾爲度，棄甘草、甘遂不用，附
片與麝香共搗爛製成兩丸，陰乾備用。取一丸納入臍內，
七天換藥一次。

【主治】補髓益腎、益壽延年。

【按語】方名彭祖接命丹。

處 方 4

【來源】魏振裝

【配方】西洋參、何首烏、黃芪、枸杞子等三十餘種中藥，經科學
加工，取 23 克藥料裝入布袋內製成藥芯，將藥芯裝入固
定帶中，做成臍療帶。

【用法】將藥帶中心對準臍部神闕穴，繫於腰上固定，一般僅白日
佩帶。

【主治】頭暈乏力、健忘失眠、煩躁抑鬱、腹脹腹瀉、尿頻、陽
痿、遺精、早泄。對腫瘤患者和易感冒的免疫功能低下患
者，有提高免疫功能、增強體質、補腎健脾、益氣養血的
功效，對年老體弱者有強身健體、益壽延年之功。

【按語】本產品爲 301 壽而康臍療帶。萬餘例患者應用，對主治範
圍的病證，均有顯著的療效。

氣　　虛

氣虛證主要指肺氣虛和脾氣虛，可出現在各種疾病的病程
中，因久患咳喘、飲食不節、長期腹瀉、勞逸過度、大病失養均
可致病。主要臨牀見症是四肢無力、倦怠懶言、乏力少氣、動則

氣喘、食納不振、形體衰弱、面色萎黃、脈軟無力。

處方 1

【來源】《備急千金要方》

【配方】艾炷、細鹽。

【用法】將 2 克左右細鹽放臍內攤平，上放艾炷灸，連灸十四壯。

【主治】症見氣短、說話無力等氣虛證。

處方 2

【來源】《理瀹駢文》

【配方】五靈脂、夜明砂、枯礬等量壓粉備用，麝香壓粉，槐樹內皮，艾炷，蕎麥麵。

【用法】蕎麥麵用水調和，捏成條，圍成圈放臍上，臍內先放少量麝香粉，再放藥粉，上蓋槐樹皮，艾炷放樹皮上灸，連灸數十壯。每於春分、秋分、夏至、冬至前一天灸臍，灸後以蕎麥麵餅蓋臍，餅冷時取下。

【主治】氣虛倦怠乏力、肚腹畏寒。

房　　勞

　　房勞也稱腎勞、腎傷、腎損，是由房事不節，縱慾過度，內損眞氣，腎精虧損的病證。主要臨牀症狀是腰脊酸痛、腿軟乏力、陽痿遺精、白濁早泄、頭暈耳鳴、失眠多夢、氣短氣喘等。

處 方 1

【來源】《備急千金要方》

【配方】鹽、艾炷。

【用法】隔鹽灸臍十四壯。

【主治】青壯年因性生活過頻而致氣短乏力等症。

處 方 2

【來源】《楊氏家藏方》

【配方】炙附子 30 克，肉桂 6 克，木香 3 克，吳茱萸、馬藺花、
　　　 蛇牀子各 0.3 克，共壓細粉。生薑、白麵粉。

【用法】以生薑汁調 0.5 克麵粉和 4 克藥粉為糊，攤紙上貼臍和臍
　　　 下部，約十分鐘左右，覺臍腹有熱感即可。

【主治】腎氣虛損、氣短乏力。

處 方 3

【來源】《理瀹駢文》

【配方】胡椒、枯礬、黃丹各 3 克，丁香 1.5 克，共壓細粉。理中
　　　 膏。

【用法】藥粉填臍，外蓋理中膏。

【主治】房勞。

抗 衰 老

　　中國醫學有豐富的抗衰老理論、藥物和方劑。古代稱抗衰老
為益氣輕身、延年益壽、不老增壽、補益方藥等，屬於老年保健

醫學的範疇。這類藥物和方劑的效用,可通過補益或祛病,直接與間接增強老人體質,激發老人身體和精神活力,調節體內外環境的平衡狀態,消除病邪侵害,推遲生命的衰老進程,從而「盡終其天年,度百歲乃去」。

處 方 1

【來源】《類經圖翼》

【配方】細鹽、艾炷。

【用法】隔鹽灸臍三、五百壯。

【主治】延年益壽。

處 方 2

【來源】《萬病回春》

【配方】乳香、沒藥、鹽、炙川烏、續斷各 3 克,麝香 0.6 克,共壓細粉備用。槐樹內皮,約 1.5 公厘厚。艾炷、莜麥麵。

【用法】以水調和莜麥麵,捏成條,圍成圈,內徑 3.3 公分,如臍大者 6.6～9.9 公分,放臍上,圈內放入薄薄一層藥粉,上蓋槐樹皮,艾炷放樹皮上灸,灸數與患者年齡相同。

【主治】延年益壽。

第二章　婦科臍療方

月經先期

　　月經先期屬於以周期異常爲主的月經病，常與月經過多並見，凡月經周期提前七天以上，甚至十五天一行，連續兩個周期以上者稱爲月經先期，亦稱月經提前。主要由於氣虛和血熱，氣虛則衝任不固，血失統攝；血熱則熱擾衝任，迫血妄行。

處 方 1

【來源】《理瀹駢文》

【配方】全當歸 90 克，丹皮、柴胡、酒芍、生地、黃芩、知母、麥冬、地骨皮、川芎、貝母、黃連、龜版、鱉甲各 60 克，羌活、防風、連翹、薄荷、蔓荊子、紫蘇、獨活、藁本、細辛、丹參、黨參、黃芪、熟地、元參、白朮、天冬、赤芍、白薇、蒼朮、山萸肉、山藥、枳殼、桔梗、麥芽、鬱金、貫仲、青皮、陳皮、半夏、膽南星、白芷、升麻、葛根、黃柏、黑山梔、生甘草、生膝、杜仲、續斷、桑白皮、椿根白皮、樗白皮、秦皮、醋炒延胡、醋炒蒲黃、醋炒香附、荊芥穗、五靈脂、地榆炭、瓜蔞皮、五味子、五倍子、訶子、烏賊骨、煅龍骨、煅牡蠣、炮山甲、炒蠶砂各 30 克，炮薑炭 15 克。

紫花地丁、益母草、槐枝、柳枝、桑枝各 250 克，葱白、大蒜、韭白各 120 克，生薑、茅根、荷葉、側柏葉、桑

　　葉、薄荷各 60 克，艾、烏梅各 30 克，鳳仙草半株，蒼耳
　　草全株。

　　將兩組藥分別放入共 12 公斤麻油中浸泡半天，以文火熬
　　至藥枯，濾去藥渣，取油熬至滴水成珠時離火，徐徐加入
　　適量黃丹，不斷攪拌，另將陳壁土、枯礬、百草霜、髮
　　灰、赤石脂、紫石英各 30 克混合壓成細粉，和以酒蒸化
　　的牛膠 120 克對入攪勻，取藥膏適量攤在布或紙上成膏藥
　　備用。

【用法】將膏藥烘熱化開上貼心口，中貼臍，下貼丹田；或兼貼對
　　　　臍、兩腰。

【主治】月經先期、崩漏、經行不止、老年經水不斷、經行過多先
　　　　後不定、帶下。

【按語】本方名為固經膏。

處 方 2

【來源】《中醫外治法類編》

【配方】當歸 30 克，川芎 15 克，白芍、五靈脂、元胡、肉蓯蓉、
　　　　蒼朮、白朮、烏藥、小茴香、陳皮、半夏、白芷各 9 克，
　　　　柴胡、黃芩、丹參、地骨皮各 6 克，黃連、吳茱萸各 3
　　　　克，共壓細粉。

【用法】取藥粉適量，以醋或酒調成膏，紗布包裹，敷於臍和丹田
　　　　穴，外敷塑料薄膜和紗布，用膠布固定。

【主治】月經先期。

月經後期

　　臨牀以月經周期延後七天以上，甚至四十～五十天一潮，連續出現兩個月經周期以上者稱爲月經後期，又稱月經延後。病因多由於血虛血寒、氣滯血瘀，致衝任受阻，經血不能按時下達。

處方 1

【來源】《理瀹駢文》

【配方】全當歸 150 克，炒蠶砂、飛滑石各 120 克，川芎、蒼朮，熟地、烏藥、半夏、大黃、白芍、炙附子、吳萸、桂枝、紅花、髮團各 60 克，皂角 45 克，羌活、獨活、防風、黨參、黃芪、白朮、山萸肉、白芷、細辛、荊芥穗、秦艽、厚朴、靑皮、陳皮、枳實、蘇木、生香附、炒香附、生靈脂、炒靈脂、生延胡、炒延胡、生蒲黃、炒蒲黃、莪朮、三棱、薑黃、靈仙、草果、山楂、麥芽、神麴、檳榔、南星、杏仁、桃仁、菟絲子、蛇牀子、杜仲、續斷、牛膝、車前子、澤瀉、木通、炙草、甘遂、葶藶子、黑丑、巴豆、益智、木鱉子、大茴香、川烏、五味子、良薑、遠志、黃連、炮山甲、蓖麻仁、柴胡各 30 克。

　　　　槐枝、柳枝、桑枝各 250 克，大蒜、桃枝各 120 克，生薑 60 克，葱白、韭白、鳳仙草、菖蒲、乾薑、炮薑、白芥子、艾、川椒、胡椒、大棗各 30 克，烏梅 15 克。

　　　　將兩組藥分別放入共 12 公斤麻油中浸泡半天，以文火煎至藥枯，濾去藥渣，取油熬至滴水成珠時離火，徐徐加入適量黃丹，不斷攪拌，另將雄黃、枯礬、官桂、丁香、木

香、降香、乳香、沒藥、砂仁、輕粉各 30 克混合壓成細粉，和以酒蒸化的牛膠 120 克對入攪勻，取藥膏適量攤在布或紙上成膏藥備用。

【用法】將膏藥烘熱化開貼臍，或與臍下併貼。

【主治】月經後期、閉經、痛經、白帶。

【按語】本方名爲通經膏。

處方 2

【來源】《中醫外治法類編》

【配方】當歸 30 克、川芎 15 克，白芍、五靈脂、元胡、肉蓯蓉、蒼朮、白朮、烏藥、小茴香、陳皮、半夏、白芷各 9 克，柴胡、肉桂、乾薑、艾葉各 6 克，黃連、吳茱萸各 3 克，共壓細粉。

【用法】取藥粉適量，以醋或酒調成膏，紗布包裹，敷於臍、丹田穴，外敷塑膠薄膜和紗布，以膠布固定，再加熱熨，一次三十分鐘，一日二～三次。

【主治】月經後期。

處方 3

【來源】《中醫外治法集要》

【配方】乳香、沒藥、白芍、牛膝、丹參、山楂、廣木香、紅花各 15 克，共壓細粉，再加冰片 1 克，調入研勻，裝瓶備用。

【用法】取藥粉 20 克，以生薑汁或黃酒調爲稠膏，敷臍和子宮穴，上蓋塑料薄膜和紗布，膠布固定，兩日換藥一次，用至月經乾淨，三個月爲一療程。

【主治】氣滯血瘀型月經不調、月經後期。

月經先後無定期

　　月經先後無定期爲月經不按周期來潮，時或提前，時或錯後七天以上，並連續出現三個周期以上者。本病一般經量不明顯增多，經行持續時間正常。多因肝鬱氣滯、腎氣不足致使氣血失調，衝任功能紊亂。拖延日久易發展爲崩漏。房事過度或早婚婦女易患此病，應節制房事。

處　　方
【來源】《理瀹駢文》
【配方】見月經先期處方1。
【用法】膏貼臍，或兼貼丹田。
【主治】月經先後無定期。
【按語】本方名爲固精膏。

月經過多

　　月經過多指月經量明顯增多，在一定時間內能自然停止，月經周期基本正常，但亦多見於月經先期。中醫辨證分型主要是氣虛、血熱、血瘀。現代醫學認爲，本病有功能性的，也有器質性的，如子宮肌瘤、子宮內膜異位症、盆腔炎症、排卵型功血的月經過多、青春期月經過多等病均可引起月經過多。

處　方

【來源】《理瀹駢文》

【配方】見本章月經先期處方 1。

【用法】膏貼臍，或兼貼丹田。

【主治】月經過多。

【按語】本方名爲固經膏。

崩　　漏

　　崩漏是指月經期和量發生嚴重紊亂，經血非時而下，忽然大下者謂之崩中或經崩；淋漓不斷謂之漏下或經漏。崩與漏雖出血情況不同，但兩者常交替出現，故統稱崩漏。現代醫學的功能失調性子宮出血，生殖系統炎症和腫瘤，血液系統疾病，某些藥物使用後的副作用等病，均可出現崩漏，可按此病辨證施治。

處 方 1

　　見本章月經先期處方 1。

處 方 2

【來源】《中級醫刊》

【配方】益智、沙苑子等份壓粉，艾葉。

【用法】每次取藥粉 5 克，以艾葉水煎濃汁調爲膏狀塗臍，每日用藥四次，連用五日，常規法固定（見說明）。

【主治】崩漏。

【按語】舉一例月經量多患者，用藥五天癒。

處方 3

【來源】《新中醫》1986 年 1 月，第 31 期。

【配方】麝香、龍骨、虎骨、蛇骨、木香、雄黃、朱砂、乳香、沒藥、丁香、胡椒、青鹽、夜明砂、五靈脂、小茴香、兩頭尖各等份，除麝香外，餘藥共研細粉，裝瓶備用。

【用法】先將麝香放臍內，再用麵粉做一圓圈套在臍周，然後裝滿適量藥粉，外蓋槐樹內皮或生薑片，上放艾炷灸，每歲一壯，隔日灸一次。

【主治】漏下。

【按語】舉病案一例，有明顯療效。

閉　　經

凡年滿十八歲月經尚未初潮，或行經後又中斷三個月以上者，稱為閉經。前者為原發性閉經，後者為繼發性閉經，均為病理性閉經。而妊娠期、哺乳期、絕經期以後的停經，屬生理性閉經，應予以區別。若有因產後、人工流產史或其他原因行刮宮術後發生的閉經，應考慮有無宮腔、宮頸黏連等所導致的閉經，應進行婦產科檢查，排除實質性病變。

閉經的中醫辨證分型主要是氣滯血瘀、痰濕阻滯、衝任虧損。

處方 1

見本章月經後期處方 1。

處方 2

【來源】《中醫外治法類編》

【配方】當歸 30 克、川芎 15 克，白芍、五靈脂、元胡、肉蓯蓉、蒼朮、白朮、烏藥、小茴香、陳皮、半夏、白芷各 9 克，柴胡、黃芩、丹參、地骨皮、桃仁、紅花、大黃、生薑、大棗、馬鞭草各 6 克，黃蓮、吳茱萸各 3 克，共壓細粉。

【用法】取藥粉適量，以醋或酒調成膏，紗布包裹，敷於臍和丹田穴，外敷塑膠薄膜和紗布，用膠布固定，再加熱熨，一次三十分鐘，一日二～三次。

【主治】閉經。

處方 3

【來源】《新中醫》1986 年 1 月，第 31 期。

【配方】麝香、龍骨、虎骨、蛇骨、木香、雄黃、朱砂、乳香、沒藥、丁香、胡椒、青鹽、夜明砂、五靈脂、小茴香、兩頭尖各等份，除麝香外，餘藥共研細粉，裝瓶備用。

【用法】麝香先放臍內，再用麵粉做一圓圈套在臍周，然後裝滿適量藥粉，外蓋槐樹皮或生薑片，用艾炷灸，每歲一壯，隨時更換槐樹皮或生薑片，防止燒傷皮膚，隔日灸一次。

【主治】閉經、漏下。

【按語】舉閉經、漏下各一例，均有明顯療效。

痛　　經

痛經為行經期或月經前後發生下腹疼痛，或牽及腰和脅肋等

處，往往伴有腰酸乳脹、噁心嘔吐、面色蒼白、手足逆冷等症，嚴重者劇痛難忍，影響正常工作和學習，這些症狀多隨月經周期反覆發作。

現代醫學認爲痛經分原發性痛經和繼發性痛經。一般說的痛經主要指原發性痛經，多見於未婚或未孕婦女，於月經初潮時即發生痛經症狀，多與經血排出不暢、膜樣痛經及子宮痙攣性收縮等因素相關；此外，子宮發育不良，子宮頸口狹窄或子宮位置屈曲，也是引起痛經的原因。繼發性痛經指生殖器官有器質性病變引起的痛經。

處 方 1

【來源】《理瀹駢文》

【配方】見第一章鼓脹處方5。

【用法】膏溫化貼臍。或再用當歸、延胡、紅花、胡椒、蠶砂各 20 克，炒熱加醋放布袋中外敷臍腹。

【主治】痛經。

【按語】本方名爲金仙膏。

處 方 2

【來源】《浙江中醫雜誌》1980 年 11 月，第 517 期。

【配方】白芍 150 克，山楂、葛根、乳香、沒藥、穿山甲、厚朴各 100 克，甘草、桂枝各 30 克，細辛揮發油、雞矢藤揮發油、冰片各適量。先將山楂、葛根、白芍、甘草共水煎兩次，煎液濃縮成稠膏狀，混入溶於適量 95 ％ 乙醇的乳香、沒藥液，烘乾後，與穿山甲、厚朴、桂枝共研細末，再加適量的細辛揮發油、雞矢藤揮發油和冰片，充分混

合，過一百目篩，裝瓶備用，

【用法】於經前三～五天，取上藥 0.2～0.25 克，氣滯血瘀型用食醋調糊，寒濕凝滯型用薑汁或酒調糊，敷於臍部，外用膠布固定，待經來痛止或經期第三天去藥。

【主治】痛經。

【按語】治療 38 例，治癒 6 例，顯效 18 例，有效 9 例，無效 5 例。

處 方 3

【來源】《浙江中醫學院學報》1985 年 4 月，第 25 期。

【配方】當歸、吳茱萸、乳香、沒藥、肉桂、細辛各 50 克，樟腦 3 克。先將當歸、吳茱萸、肉桂、細辛水煎兩次，煎液濃縮成膏狀，混入溶於適量 95 % 乙醇的乳香、沒藥液，烘乾，研細末加樟腦備用。

【用法】經前三天取藥粉 5 克，用黃酒數滴，拌成糊狀。外敷臍，用護傷膏固定，藥乾則調換一次，經行三天後取下，每月一次，連續使用，至治癒或微痛為止。

【主治】痛經。

【按語】治療 60 例，治癒 52 例，有效 6 例，無效 2 例。

處 方 4

【來源】《江蘇中醫》1990 年 2 月，第 36 期。

【配方】肉桂、細辛、吳茱萸、元胡、乳香各 10 克，研成細粉，裝瓶備用。5 號陽和膏。

【用法】取藥粉 2 克置於 5 號陽和膏中，溫化貼臍，兩天換藥一次，經行三天後取下，每月一次，連續三個月經周期為一

療程。另以蘇葉煎水熏洗陰道，以促進子宮收縮，增加宮腔血液循環，引導月經暢行。

【主治】痛經。

【按語】治療 54 例，顯效 25 例，有效 23 例，無效 6 例。

處 方 5

【來源】《全國第二屆中醫外治學術交流會論文選編》

【配方】冠心蘇合丸。

【用法】於經前三天，取藥丸兩粒，壓碎用黃酒調糊，填臍內，以傷濕止痛膏封貼，每天換藥一次，痛消爲止。

【主治】痛經。

處 方 6

【來源】《全國第二屆中醫外治學術交流會論文選編》

【配方】小茴香、乾薑、元胡、五靈脂、沒藥、川芎、當歸、生蒲黃、官桂、赤芍等份壓粉，裝瓶備用。

【用法】從經前兩天開始，先用鹽水洗淨臍部，取藥粉 30 克，以醋調成糊狀，敷臍，外用膠布固定，兩日一換，連用三次。下次月經周期用法同上，五個月爲一療程。

【主治】痛經。

處 方 7

【來源】魏振裝

【配方】元胡、當歸、肉桂等二十餘種中藥，經科學加工，取 25 克藥料裝入布袋內製成藥芯，將藥芯裝入固定帶中，做成臍療帶。

【用法】痛經用法是於經前三天左右開始，用至經後五天，白日應
　　　　用，如疼痛明顯時可晝夜應用。其他婦科病的用法是白日
　　　　佩戴，用兩天停兩天的間歇用藥法。
【主治】痛經、閉經、月經不調、慢性附件炎、經期緊張綜合症、
　　　　性冷淡。
【按語】本產品名爲 301 婦寶臍療帶。經五家醫院臨牀應用 265
　　　　例，對主治範圍的病證，均有顯著的療效。

老年經水不斷

　　女子在「七七」四十九歲以後，月經應該終絕，如年逾五十
經水不斷，或提前或錯後，量或多或少，或崩或漏者，稱爲老年
經水不斷。如老年婦女絕經後又復見流血者，稱爲老年經斷復
行，應除外腫瘤，以免延誤病情。

處　　方
【來源】《理瀹駢文》
【配方】見本章月經先期處方 1。
【用法】膏貼臍，或兼貼丹田。
【主治】老年經水不斷等。
【按語】本方名爲固精膏。

不 孕 症

　　育齡婦女婚後同居兩年以上未採取避孕措施，配偶生殖功能

正常而沒有受孕者，稱爲原發性不孕；如曾經受孕又間隔數年不孕者，稱繼發性不孕。如婦女的生殖器嚴重缺陷和畸形，不能通過治療而受孕者，稱爲絕對性不孕症，此不屬於本病治療內容。中醫認爲不孕症的主要證型是衝任虧損、痰阻胞脈、血瘀胞脈等。

處 方 1
【來源】《外治祕要》

【配方】艾炷。

【用法】每次灸臍數壯乃至數十壯。

【主治】女子不孕。

處 方 2
【來源】《類經圖翼》

【配方】細鹽、川椒粉各 3 克，薑片一枚，艾炷。

【用法】將細鹽放入臍內攤平，上放薑片，再加艾炷灸百壯，或以川椒代鹽。

【主治】婦女血冷不孕。

處 方 3
【來源】《類經圖翼》

【配方】細鹽 3 克、川椒二十一粒壓粉、薑片艾炷、暖臍膏一張。

【用法】先將鹽放臍中灸七壯，然後去鹽，放川椒粉於臍中，上放薑片，再灸十四壯，去薑片，用暖臍膏貼臍。

【主治】不孕。

【按語】艾炷如指大，長 1.5～1.8 公分。

處方 4

【來源】《串雅外編》

【配方】五靈脂、白芷、鹽各6克，麝香0.3克，蕎麥麵，艾炷。

【用法】以蕎麥麵水調搓成條狀，圈於臍周，將上藥壓粉，放入臍
　　　　內，用艾炷灸。

【主治】不孕。

【按語】本方名為溫臍種子方。灸至腹內感覺溫暖即止，過則生
　　　　熱。

子宮脫垂

　　子宮脫垂，是指子宮從正常位置沿陰道下降至子宮頸外口，
達坐骨棘水平以下，甚至子宮全部脫出於陰道口外。多見於產傷
肌肉筋膜、韌帶張力減低，或產後過早參加重體力工作，增加腹
壓所致。中醫稱陰挺、陰茄、陰疝，因多發生於產後，故又有產
腸不收或子腸不收之稱。症見腫物自陰道脫出，伴有排尿、排便
困難，腰背酸痛等症。

處方 1

【來源】《備急千金要方》

【配方】艾炷。

【用法】灸臍三百壯。

【主治】子宮脫垂。

處 方 2

【來源】《中級醫刊》

【配方】杜仲、枳殼、蓖麻子各 30 克，分別打碎研粉，然後混勻。

【用法】取藥粉 5 克，以醋調成膏狀塗臍，常規法固定（見說明）。每日用藥一次，連用十五天。

【主治】子宮脫垂。

【按語】治療一例，用藥兩週近癒。

處 方 3

【來源】《中國民間敷藥療法》

【配方】五倍子 12 克，雄黃、胡椒各 3 克，麝香 0.1 克，蓖麻仁 12 克。

【用法】上藥研細末，加少量麵粉和雞蛋清調糊，外敷臍和百會穴（位於頭頂），然後溫灸，一日一次，十次為一療程。

【主治】子宮脫垂。

處 方 4

【來源】《常見病驗方研究參考資料》

【配方】蓖麻仁 30 克、胡椒 3 克，共壓細粉。

【用法】以醋浸濕上藥粉，炒熱，布包熨臍，然後固定於臍部，一週後除去。

【主治】子宮脫垂。

帶　下

　　帶下有生理的和病理的區別，生理性帶下是指正常婦女從青春期開始，陰道內流出的白色液體，如稀糊狀，一般沒有氣味，白帶的量通常在月經期中、行經前後以及妊娠期較多。白帶有滑潤陰道黏膜，維持陰道內的清潔度，防止感染的作用。

　　當白帶發生量、色質和氣味等方面的異常變化，如量過多，或帶下色黃，或有臭味，或帶中混有血液，或伴有腰酸腿軟、小腹脹痛，或外陰瘙癢，陰道灼痛等症時，就是病理性帶下，稱帶下病。帶下病發生的原因為性生活不潔、房事過頻、情志失調、脾腎兩虛所引起。濕熱帶下多見於子宮糜爛、霉菌性陰道炎、滴蟲性陰道炎等。

處方 1
【來源】《類經圖翼》
【配方】艾炷。
【用法】灸臍數十壯。
【主治】赤白帶。

處方 2
【來源】《理瀹駢文》
【配方】鹽 500 克、艾葉 100 克。
【用法】鹽放鍋中炒熱，再加艾葉稍炒幾下，裝入布袋外熨臍。
【主治】白帶。

處 方 3

【來源】《理瀹駢文》

【配方】硫黃 18 克、母丁香 15 克、麝香 3 克，共壓細粉，與蒜一個共搗如泥，製丸如花生米大。

【用法】取藥丸一粒放臍中，外貼紅緞膏或暖臍膏。

【主治】赤白帶下、子宮虛冷。

處 方 4

【來源】《理瀹駢文》

【配方】醋炙雞冠花、酒炒紅花、荷葉、白朮、車前子各 3 克，共壓細粉。

【用法】以酒或米湯調藥粉敷臍，常規法固定（見說明）。

【主治】白帶。

處 方 5

【來源】《河南中醫》1984 年 1 月，第 7 期。

【配方】白朮 15 克，黨參、補骨脂各 12 克，乾薑、炮附子各 10 克，炙草 3 克，共壓粉。

【用法】將臍用溫水洗淨，把藥粉適量放入臍中，上蓋軟紙片，再加棉花，最後以膠布固封，五天換藥一次。

【主治】白帶。

【按語】治療 6 例，治癒 4 例，顯效 1 例，無效 1 例。

處 方 6

【來源】《湖南中醫雜誌》1988 年 4 月，第 10 期。

【配方】吳萸 4.5 克，丁香、木香各 3 克，肉桂 1.5 克，共研細

粉。

【用法】每次取藥粉 5 克敷臍，外以膠布固封。

【主治】白帶。

妊娠小便不通

　　妊娠小便不通是指妊娠後，膀胱被胎頭壓迫，尿不得出。臨牀出現以小便不通，甚至小腹脹急疼痛、心煩不得臥爲主的疾病。一般以妊娠七～八個月較多，因胎兒漸大，體虛乏力，不堪勝任，重而下墜，胎頭壓迫膀胱，致小便聚留。間亦有妊娠中期四～六個月發生，此因腎氣不足，胞絡鬆弛，子宮素有後傾，妊娠後胎位較下，壓迫尿道，致小便不通。

處方 1

【來源】《婦人大全良方》

【配方】車前草 200 克、滑石粉 30 克。

【用法】車前草搗爛取汁，調滑石粉，外塗臍四周，塗藥直徑約13 公分。

【主治】妊娠小便不通。

處方 2

【來源】《濟陰綱目》

【配方】冬葵子、滑石、梔子各 5 克，螺肉十枚。

【用法】前三藥壓粉，同螺肉搗膏，外敷臍部，常規法固定（見說明）。

【主治】妊娠小便不通。

處 方 3
【來源】《濟陰綱目》
【配方】冬葵子、滑石、梔子各 5 克，葱汁適量。
【用法】前三藥壓粉，以葱汁調藥粉如膏狀，外敷臍部，常規法固定。
【主治】妊娠小便不通。

處 方 4
【來源】《簡明醫彀》
【配方】葱 1.5 公斤。
【用法】葱切碎炒熱，裝入布袋中，外熨臍腹。
【主治】便閉轉胞。
【按語】古代中醫稱妊娠小便不通爲轉胞或胞轉。

處 方 5
【來源】《簡明醫彀》
【配方】鹽 0.5 公斤。
【用法】鹽炒熱裝入布袋中，外熨臍腹。
【主治】便閉轉胞。

處 方 6
【來源】《簡明醫彀》
【配方】萵筍葉 20 克。
【用法】上菜葉搗爛敷臍，常規法固定。
【主治】便閉轉胞。

處方 7

【來源】《簡明醫彀》

【配方】蚯蚓泥 10 克。

【用法】上藥以水調敷臍，常規法固定。

【主治】便閉轉胞。

難　產

　　難產指妊娠足月到分娩時胎兒不能順利娩出的病證。引起難產的因素有產力異常、產道異常、胎兒胎位異常等。產力異常主要表現為子宮收縮乏力和子宮收縮不協調，其產生的病因主要是氣血虛弱和氣滯血瘀。

處方 1

【來源】《外治壽世方》

【配方】灶心土 100 克。

【用法】以水調藥粉塗臍，常規法固定（見說明）。

【主治】逆產。

處方 2

【來源】《中醫外治法集要》

【配方】生龜版 60 克，當歸、川芎、車前子各 30 克，血餘炭 15 克，蟬蛻七個，蛇蛻一個，共壓細粉。

【用法】以葱汁、麻油適量各半，調藥粉如糊狀，下墊紗布一層，敷臍，可同時敷關元穴，外蓋塑膠薄膜和紗布，膠布固

　定。

【主治】產力異常的難產。

胞衣不下

　　胎兒娩出後，經過半小時以上，胎盤滯留腹內不能自然娩出者，稱胞衣不下，即現代醫學的胎盤稽留。它是產後出血的一個主要原因。因發病的類型不同，處理不及時，可直接危害產婦的健康和生命。目前本病以西醫治療爲主，或中西醫結合處理。

處方 1

【來源】《理瀹駢文》

【配方】黑豆 250 克、醋 1 公斤。

【用法】醋煮黑豆二三分鐘，用毛巾蘸醋熨敷臍腹。

【主治】胞衣不下。

處方 2

【來源】《穴位貼藥療法》

【配方】伏龍肝 50 克、甘草 15 克，共壓細粉。

【用法】以醋調上藥如糊狀，敷臍和關元穴，常規法固定（見說明）。

【主治】胞衣不下。

【按語】關元穴在臍下 3 寸。

胎死不下

胎死子宮內不能自行產出，稱胎死不下，亦名子死腹中、死胎不下。可發生於妊娠任何時期，見胎動停止，腹部不再繼續增大，反而縮小。若胎死過久，歷時已逾一個月，在死胎引產時，因凝血功能障礙，可能發生大出血，從而危及患者生命，應予重視和做好充分的準備，以保障母體健康和生命安全。

處 方 1
【來源】《理瀹駢文》
【配方】生寒水石、煅寒水石各 60 克，共壓細粉，加朱砂 15 克，共研如桃紅色。
【用法】取藥粉 1 克，水調攤紙貼臍，候乾再換，連用數次。
【主治】子死腹中，難產。
【按語】本方名為立聖丹。

處 方 2
【來源】《產鑑》
【配方】巴豆三粒、蓖麻子 30 克、麝香 0.5 克。
【用法】先將麝香放入臍內，再將巴豆與蓖麻子共搗如泥狀，貼於臍部，常規法固定（見說明），連敷三天。
【主治】胎死腹中。

產後血暈

產後血暈以產婦剛分娩後突然暈厥為特徵。症見分娩後，突然頭暈眼花，不能坐起，或心胸滿悶、噁心嘔吐、痰湧氣急、心煩不安，甚則口噤神昏、不省人事。本病多因產後失血過多，或瘀血上攻所致。本病類似現代醫學由各種原因導致的產後出血性休克。

處 方 1
【來源】《中醫外治法》
【配方】蔥白、蜂蜜各適量。
【用法】上藥共搗爛敷臍。
【主治】產後暈厥，

處 方 2
【來源】經驗方
【配方】蔥白 500 克、生地 50 克、肉桂 40 克、白人參 30 克、酒適量。
【用法】上藥除酒混合分作兩份，分裝布袋，蒸熱，袋上噴適量白酒，取一藥袋敷臍，涼則隨時更換。或將藥袋放臍部，外加熨斗熨之。
【主治】產後血暈。

產後排尿異常

　　產後排尿異常發生於新產後，症見小便不通、小腹脹急，或小便頻數，或排尿不能自行控制。因滯產引起膀胱麻痺和產傷所致。中醫辨證分型主要是氣虛和腎虛。

處方 1
【來源】《外治壽治世方》
【配方】肉桂 30 克、丁香 9 克，共壓細粉。
【用法】以水調藥粉成膏塗臍，常規法固定（見說明）。
【主治】產後小便不禁。
【按語】本方亦治產後小便不通和產後小便頻數。

處方 2
【來源】經驗方
【配方】益智仁、分心木、五味子等份壓粉，裝瓶備用。
【用法】每次取藥粉 5 克，以白酒調為膏狀，敷臍，常規法固定。
【主治】產後排尿異常。

產後宮縮不良

有些孕婦由於體質虛弱、脾腎兩虧、血瘀胞宮，致使產後子宮收縮不良，復原緩慢而易發生子宮出血或感染。對此應加速子宮的復原，促進產後宮縮，以預防和治療產後出血。

處 方 1

【來源】《中華婦產科雜誌》1959 年 4 月，第 306 期。

【配方】鹽、艾絨。

【用法】胎兒娩出後，在產婦臍部平鋪一層鹽，將艾絨搓成綠豆大的艾炷，放在鹽中央，灸三～七壯。

【主治】產後宮縮不良。

【按語】隔鹽灸組 126 例，單用灸臍而不用別的藥物能自然達到產後宮縮者 108 例，占 85.7 ％，18 例尚需注射麥角製劑等藥。對照組 126 例，不同任何藥物能自然達到產後宮縮者 88 例，占 69.8 ％，38 例尚需注射麥角製劑等藥。

處 方 2

【來源】經驗方

【配方】枳殼、生白芍、肉桂、生甘草等份壓粉，裝瓶備用。

【用法】每次取藥粉 30 克，以醋調為膏狀，敷臍，常規法固定（見說明），外放暖水袋熱敷。

【主治】產後宮縮不良。

輸卵管阻塞

輸卵管阻塞是不孕的重要原因，發生輸卵管阻塞的最常見原因是輸卵管或盆腔腹膜炎症所致。

處　方

【來源】《陝西中醫》1989 年 2 月，第 65 期。

【配方】虎杖、菖蒲、王不留行各 60 克，當歸、山慈姑、穿山甲、肉蓯蓉各 30 克，生半夏、細辛、生附子各 15 克，生馬錢子 10 克，上藥煎三次，熬液成濃縮狀。再把沒藥、乳香、琥珀各 30 克，肉桂、蟾酥各 15 克，壓粉加入和勻，烘乾後研末。

【用法】取藥粉 5 克，加白酒、蜂蜜適量，麝香少許，再加風油精三滴，調勻成膏，敷臍，外敷消毒紗布，周邊以膠布固定，然後用紅外線燈照射二十分鐘，每日患者用熱水袋外敷臍部一～二小時，兩天換藥一次，連用七次。

【主治】輸卵管阻塞。

【按語】臍療只對部份患者有效，其餘患者必須通過輸卵管的整形手術，才能復通。

第三章 兒科臍療方

小兒感冒

感冒又名傷風，或稱傷風感冒，是小兒常見的一種外感病，一年四季均有發生，在氣溫驟變時尤易發病，以冬春兩季發病率最高。臨牀以發熱惡寒、鼻塞流涕、咳嗽、打噴嚏等為主要症狀。一些急性傳染病的早期，也有類似感冒的上呼吸道感染症狀，此時應提高警惕，避免誤診。

處 方 1

【來源】《上海中醫雜誌》1980年6月，第20期。

【配方】杏蘇散：杏仁、蘇汁、前胡、桔梗、半夏、陳皮、枳殼、茯苓、甘草等量壓粉。

桑菊飲：桑葉、菊花、杏仁、連翹、薄荷、桔梗、甘草、蘆根等量壓粉。

銀翹散：連翹、銀花、桔梗、薄荷、竹葉、甘草、荊芥穗、豆豉、牛蒡子、蘆根等量壓粉。

麻杏石甘湯：麻黃、杏仁、生石膏、甘草等量壓粉。

保和丸：半夏、茯苓、陳皮、山楂、神麴、連翹、萊菔子、麥芽等量壓粉。

琥珀抱龍丸、牛黃清心丸均為成藥。

【用法】風寒感冒取杏蘇散20～30克，均分兩包，另取白蜜7克、連鬚葱白三莖、生薑一片，共同打爛，再取生蘿蔔汁

10 克，大棗煎湯適量與藥粉一起攪拌，做成藥餅，敷於臍中，上蓋塑膠紙，外以繃帶包紮固定，十二小時後更換第二包。

風熱感冒用桑菊飲，時行感冒用銀翹散，夾痰感冒用麻杏石甘湯，夾食感冒用保和丸，夾驚感冒用琥珀抱龍丸或牛黃清心丸，貼敷方法基本與風寒感冒相同。

【主治】小兒感冒。

【按語】如症見發熱輕、惡寒重、鼻塞流清涕、咳嗽白痰、舌苔薄白者，爲風寒感冒；症見發熱重、惡寒輕、汗出而熱不解、面紅目赤、鼻流黃涕、咽喉紅腫、口渴喜飲、咳嗽痰黃、舌質紅、指紋粗紫者，爲風寒感冒；症見突然發熱、面目微紅腫、口渴喜飲、咽喉紅腫疼痛、煩躁不寧、小便短赤、大便秘結、痰黃黏稠，多爲流行傳染的時行感冒。

處 方 2

【來源】《河北中醫》1991 年 4 月，第 12 期。

【配方】紫雪丹。

【用法】用紫雪丹半瓶塡於患兒臍中，以膠布或傷濕止痛膏緊貼固定，只用藥一次。

【主治】小兒高熱。

處 方 3

【來源】經驗方

【配方】葱白、鮮薄荷葉各 3 克。

【用法】上藥共搗爛如泥狀，外敷臍部，常規法固定（見說明），每日換藥一次，連用三日。

【主治】小兒感冒。

哮 喘

哮喘是小兒時期常見的一種肺系疾病，臨牀上以發作性的哮鳴氣促、呼吸延長、不能平臥、反覆發作、纏綿不癒爲主要特徵。本病主要是由於感受外邪，或其他因素觸動肺中伏痰所致。現代醫學的支氣管哮喘、哮喘性支氣管炎，可參照本病施治。

處 方 1
【來源】《幼幼集成》
【配方】吳茱萸 1.5 克、五倍子 3 克、胡椒七粒，共研細末。酒。
【用法】以酒調上藥做餅敷臍，常規法固定（見說明）。
【主治】小兒喘急、虛脫。

處 方 2
【來源】《理瀹駢文》
【配方】大黃 30 克，白丑、黑丑各 15 克，檳榔 8 克，木香 5 克，共壓細粉。
【用法】以蜜水調藥製餅貼臍，常規法固定。
【主治】小兒哮喘。

小兒流涎症

小兒流涎症，俗稱流口水，是指小兒口中涎液不自覺地流出而留滯於頤間的一種病證，所以中國醫學稱爲滯頤。症見唾液增

多,長期流涎,浸漬於兩頤和胸前,不僅衣服被浸漬常濕,而且口周潮紅,發生如粟紅疹,糜爛,尤其是兩側的口角爲著,多見於三歲以內的小兒。

在嬰幼兒時期流涎多是生理現象,因爲嬰兒在三個月後,唾液分泌開始增多,嬰兒口腔淺,無牙齒,不會吞咽過多的唾液,所以發生流涎現象。但是,在陽明積熱、脾胃虛寒時均會加重流涎。

處方 1

【來源】《陝西中醫》1990 年 4 月,第 174 期。

【配方】益智仁、滑石各 10 克,車前子、冰片各 6 克,甘草 3 克,共研細末。

【用法】取適量藥粉填臍部,外用麝香虎骨膏固封,每日換藥一次。

【主治】小兒流涎症。

【按語】治療 32 例,治癒 26 例,顯效 4 例,有效 2 例。

處方 2

【來源】經驗方

【配方】吳茱萸、南星、茯苓等量壓粉。

【用法】每次取藥粉 1 克,以醋調膏,製成餅狀,將餅敷臍部,外以繃帶包紮,每天敷十二小時,連敷三～五次。

【主治】小兒流涎症。

小兒厭食症

厭食是指小兒較長時期食慾不振，無主動進食的願望，或厭惡進食，甚至拒食的一種病證，多見於學齡前小兒。厭食可是一種獨立病證，如神經性厭食，但多爲餵養不當或急慢性疾病出現的食慾不振症狀。中國醫學的不思食、不嗜食、不飢不納、納呆、納差等的臨牀表現與本病相似。

處 方 1

【來源】《中醫雜誌》1986 年 2 月，第 111 期。

【配方】炒神麴、炒麥芽、焦山楂各 10 克，炒萊菔子 6 克，炒內金 5 克，共研細粉。

【用法】上藥加澱粉 1～3 克，用白開水調成稠糊狀，臨睡前敷於臍上，再用繃布固定，次晨取下，每日一次，五次爲一療程。不癒者，間隔一週，再行第二療程。

兼症藥物加減：乳食停滯，加陳皮 6 克、酒大黃 5 克；水濕困脾，加白扁豆、薏苡仁各 10 克；先天不足加炙草 6 克、乾薑 5 克、人參 3 克；脾胃虛弱加黨參、山藥各 10 克，白朮 6 克；噁心嘔吐，加半夏，藿香、枳殼、訶子各 6 克；大便稀溏，加蒼朮 10 克。

【主治】小兒厭食症。

【按語】治療 122 例，治癒 65 例，顯效 34 例，有效 21 例，無效 2 例。

處 方 2

【來源】《河北中醫》1988 年 2 月，第 45 期。

【配方】生杏仁去皮、梔子、小紅棗（男用各八粒，女用各七粒）、黍米一小撮。

【用法】將黍米和紅棗放入碗中，加適量水，上鍋蒸二十分鐘，取出，待涼後，將棗核去掉，再加入杏仁和梔子粉，共搗如泥狀，平攤一塊黑布上，貼於臍部，用膠布固定，二十四小時後去掉，以皮膚出現青色爲度，連敷兩貼。

【主治】小兒厭食症。

處 方 3

【來源】《遼寧中醫雜誌》1990 年 9 月，第 39 期。

【配方】大黃、大白、白蔻仁、神麴、麥芽、山楂、艮薑、陳皮各等份，共壓細粉，用凡士林調成膏狀備用。

【用法】每次取蓮子大藥膏置於一塊長寬各 4.5 公分的橡皮膏中央，藥膏對準臍心貼敷，四周黏牢，每次敷八～十二小時，每天一次，十天爲一療程。

【主治】小兒厭食症。

【按語】治療 300 例，治癒 263 例，好轉 28 例，無效 9 例。

處 方 4

【來源】王宜新等

【配方】白朮、茯苓各 150 克，神麴、生山楂、麥芽各 100 克，炙附子、乾薑各 50 克，用 5000 毫升水浸兩小時，煎三十分鐘。取濾液，再加水復煎一次，兩次濾液混合，濃縮成稠液，加黃連粉、肉豆蔻粉各 60 克，烘乾壓粉，裝瓶備

用。

【用法】每次取藥粉 0.1～0.3 克放入臍中，上壓一乾棉球，以膠布
　　　　固定，二十四小時換藥一次，用三天停三天，一週為一療
　　　　程，連用一～二個療程。

【主治】小兒厭食症。

【按語】治療 164 例，顯效 132 例，有效 27 例，無效 5 例。

處 方 5

【來源】魏振裝

【配方】木香、白朮、生山楂等二十餘種中藥，經科學加工，取
　　　　18 克藥料裝入布袋內製成藥芯，將藥芯裝入小兒兜中，
　　　　做成臍療兜。

【用法】藥芯中心對準臍部佩戴，只白日應用。

【主治】小兒厭食、腹瀉、便秘、夜驚。

【按語】本產品名為 301 寶兒康藥兜。經五家醫院臨牀應用於小兒
　　　　厭食、腹瀉等 392 例，用藥兩週，總有效率在 90 % 以
　　　　上。

疳　　證

　　疳證是兒科臨牀重要的慢性疾病之一，發病率較高，多見於
七歲以下小兒。症見消瘦、肌肉鬆弛、皮膚多皺紋、彈性差、毛
髮乾枯稀少、食慾不振、易發脾氣、睡眠不寧、精神萎靡、面色
蒼白或萎黃少華，甚則肚腹膨脹、青筋暴露，常伴有貧血。

　　本病即現代醫學的小兒營養不良症，多由於餵養不當，或缺

乳、斷乳過早，長期攝入低蛋白、低熱量飲食，或偏食等，或由
於長期腹瀉致營養吸收不良，或患有慢性消耗性疾病，而食納不
振，不能充分消化吸收食物的營養，以致不能維持正常代謝，出
現體重不增或減輕、皮下脂肪減少或消失、肌肉萎縮、生長發育
停滯的一種慢性營養缺乏症。

處 方 1

【來源】《驗方新編》

【配方】葱白三根，苦杏仁、生梔子、紅棗各七個，酒糟 30 克，
　　　　芒硝、白麵各 9 克。

【用法】上藥共搗成泥，分攤兩塊布上，前貼臍，後貼對臍的背
　　　　部，用帶捆好，連貼三日，未效換藥再貼。

【主治】小兒疳積。

處 方 2

【來源】《理瀹駢文》

【配方】黃芪、神麴、茯苓、白朮、炙甘草、製厚朴、檳榔、山
　　　　楂、麥芽、陳皮、益智仁、木香、砂仁、山藥、莪朮、使
　　　　君子、川楝肉、胡黃連、蕪荑各 15 克，以麻油熬，黃丹
　　　　收，加朱砂 3 克攪勻成膏，取 3 克膏油攤牛皮紙上製成膏
　　　　藥。

【用法】取膏藥一帖溫化貼臍，連敷三天，換膏再貼。

【主治】小兒疳證。

【按語】本方名為肥兒膏。

處 方 3

【來源】《中醫雜誌》1987 年 5 月，第 14 期。

【配方】杏仁、桃仁、皮硝、梔子各 10 克，白胡椒七粒，葱白七根，共研細末，爲一次量。

【用法】上藥粉加雞蛋清一個、白酒 5 毫升，調拌成膏，用紗布紮成兩個藥餅，外敷臍和命門穴，二十四小時換藥一次。

【主治】小兒疳積。

處 方 4

【來源】《湖北中醫雜誌》1985 年 1 月，第 19 期。

【配方】元明粉 3 克、胡椒粉 0.5 克，研細拌勻，爲一次量。

【用法】上藥放臍中，外蓋塑膠薄膜和紗布，以膠布固定，每日換藥一次，連敷一～五次。

【主治】小兒疳積。

處 方 5

【來源】《河北中醫》1991 年 4 月，第 10 期。

【配方】桃仁、杏仁、梔子、白胡椒各 9 克，壓粉，爲一次量。

【用法】取上藥粉，以蛋清、白酒調成糊狀，塗在布上敷於臍部，兩天換藥一次，一週爲一療程。

【主治】小兒疳積。

【按語】治療 98 例，治癒 93 例，好轉 5 例。

小兒泄瀉

　　小兒泄瀉四季皆有，夏秋季較多，是小兒常見的一種消化道疾病，以大便次數增多，排便稀溏、水樣或帶有不消化的乳塊和黏液，常伴有嘔吐為特徵，容易引起脫水和電解質紊亂。遷延日久，常導致小兒營養不良、生長發育遲緩、疳積等症。本病相當於現代醫學的嬰幼兒消化不良、脂肪瀉、腸吸收不良綜合症、病毒性腸炎等病證。

處方 1
【來源】《銅人腧穴針灸圖經》
【配方】艾炷。
【用法】灸臍數壯。
【主治】嬰兒腹瀉。

處方 2
【來源】《萬病回春》
【配方】明礬、黃丹各 15 克，葱白十五根。
【用法】上藥共搗爛成泥狀，敷臍，以常規法固定（見說明）。
【主治】小兒水瀉。

處方 3
【來源】《外治壽世方》
【配方】巴豆三粒、黃蠟 9 克。
【用法】上藥共搗成膏，貼臍，常規法固定。

【主治】小兒泄瀉。

處 方 4

【來源】《外治壽世方》

【配方】白芷、乾薑各 3 克，共壓細粉，蜜，酒，鞋。

【用法】先用酒擦洗臍部，然後以蜜調藥粉成膏放臍上，再將鞋底烘熱熨膏上。

【按語】古人用鞋底外熨是因其熱而不易造成燙傷，現代以暖水袋為好。

處 方 5

【來源】《新醫藥學雜誌》1975 年 6 月，第 24 期。

【配方】蒼朮、吳茱萸各 15 克，丁香 3 克，胡椒十五粒，上藥焙乾，共研細末，裝瓶備用。

【用法】取藥粉 1～3 克，以食用油調成糊狀，敷於臍部，用長寬各 4 公分的膠布固定，二十四小時換藥一次。

【主治】小兒泄瀉。

【按語】治療 62 例，治癒 58 例，有效 3 例，無效 1 例。

處 方 6

【來源】《中華醫學雜誌》1976 年 12 月，第 773 期。

【配方】大蒜。

【用法】生大蒜兩片，放在灶膛熱灰中炮熟，取出搗爛，趁熱敷在臍部，用膠布或紗布固定，敷二十四～四十八小時。如二十四小時病情無好轉，可加服炮薑粉 3 克，每日兩次，開水沖服，有脫水者要補液。

【主治】嬰幼兒單純性腹瀉。

【按語】治療 10 例嬰幼兒單純性腹瀉，均在用藥兩次內癒。本法取材方便，便於家庭使用，煨蒜要掌握火候，太過則影響療效，火候不足則對皮膚刺激性大。

處 方 7

【來源】《河南中醫學院學報》1977 年 4 月，第 45 期。

【配方】鮮石榴皮 30 克。

【用法】將鮮石榴皮打爛成泥狀，敷於臍部，外用膠布封貼，每二十四小時換藥一次。

【主治】小兒消化不良。

【按語】治療 24 例，其中單純性消化不良 11 例，中毒性消化不良 13 例，藥後治癒 21 例，有效 3 例。

處 方 8

【來源】《赤腳醫生雜誌》1977 年 5 月，第 232 期。

【配方】五倍子、乾薑各兩份，吳茱萸、丁香各一份，共壓粉，裝瓶備用。

【用法】取適量藥粉，用白酒調成糊狀，敷於患兒臍部，藥上覆蓋塑膠薄膜，膠布固定，每日換藥一次，連用一～三次。

【主治】嬰幼兒腹瀉。

【按語】治療 50 例，治癒 44 例，有效 4 例，無效 2 例。

處 方 9

【來源】《遼寧中醫雜誌》1984 年 11 月，第 31 期。

【配方】藿香、吳茱萸、山藥、車前子各 10 克，木香、丁香各 5

克，共研細粉。

【用法】每次取藥粉 25 克，用溫開水調成糊狀，以紗布包裹，敷臍和氣海、關元、水分、天樞等穴，每次敷三～四小時，日敷兩次。並增減用藥，內傷乳食加麥芽、檳榔；脾胃虛弱加肉桂、蒼朮；外感風寒加葱白；暑熱挾濕去吳茱萸、丁香，加黃連、黃芩；脾腎陽虛加附子、乾薑。

【主治】小兒消化不良。

【按語】治療 50 例，治癒 46 例，顯效 4 例。藥物敷臍有兩類用藥方法，一類是有固定的處方，使用方便，便於普及於家庭；一類是處方的藥物隨症加減，此法得有較好的中醫知識才能掌握，本方屬於這一類。

處 方 10

【來源】《中醫雜誌》1985 年 6 月，第 475 期。

【配方】丁香、木香各 5 克，肉桂 4 克，研細末，裝紗布袋內。

【用法】用繃帶將藥袋縛於小兒臍上。

【主治】小兒泄瀉。

【按語】治療 66 例，治癒 56 例，顯效 6 例，有效 4 例。

處 方 11

【來源】《河北中醫》1985 年 4 月，第 23 期。

【配方】白胡椒一～二粒，研粉。

【用法】將胡椒粉放入臍內，用膠布封貼，二十四小時換藥一次。

【主治】小兒泄瀉。

【按語】治療輕型嬰幼兒腹瀉 209 例，治癒 139 例，有效 31 例，無效 39 例，伴中度脫水者，輔以靜脈補液。

處方 12

【來源】《上海中醫藥雜誌》1987 年 9 月，第 16 期。

【配方】丁香、肉桂等量，共爲細末，裝瓶備用；黃連、黃柏、黃
　　　　芩等量，共爲細末，裝瓶備用；芒硝，此外還有藿香正氣
　　　　水、大蒜、生薑等藥。

【用法】風寒瀉；每次取丁香、肉桂等量細粉 2～3 克，用藿香正
　　　　氣水調成糊狀，塗於臍上，外用傷濕止痛膏覆蓋，每日一
　　　　次，連用三天爲一療程。

　　　　濕熱瀉：每次取黃連、黃柏、黃芩等量細粉 5 克，用大蒜
　　　　液適量調成糊狀（取大蒜數瓣搗碎，加少量開水浸泡一小時後即爲
　　　　大蒜液），塗於臍上，用厚蠟紙覆蓋，再用紗布帶固定，
　　　　每日一～二次，連用三日爲一療程。

　　　　傷食瀉：用芒硝 20 克左右敷於臍上，紗布固定，每日敷
　　　　兩次，三日爲一療程。

　　　　脾腎陽虛瀉：每次取丁香、肉桂粉 3～5 克，用生薑汁調
　　　　成糊狀，塗於臍上，外加暖臍膏覆蓋，每日一次，五日爲
　　　　一療程。

【主治】小兒泄瀉。

【按語】治療風寒瀉 234 例，治癒 188 例，有效 41 例，無效 5
　　　　例；濕熱瀉 138 例，治癒 43 例，有效 74 例，無效 21
　　　　例；傷食瀉 208 例，治癒 127 例，有效 52 例，無效 29
　　　　例；脾腎陽虛瀉 83 例，治癒 61 例，有效 18 例，無效 4
　　　　例。其中濕熱瀉療效較差。

處方 13

【來源】《湖北中醫雜誌》1987 年 2 月，第 56 期。

【配方】木鱉子兩個、胡椒兩粒、丁香四粒，爲一次藥量。

【用法】將木鱉子煨熱去外殼與胡椒、丁香一起研末，加適量凡士林搗成膏狀，敷臍中，用膠布或傷濕止痛膏固定，每次貼三天，敷一～四次。

【主治】小兒泄瀉。

【按語】治療 50 例，治癒 45 例，有效 3 例，無效 2 例。

處 方 14

【來源】《中醫雜誌》1987 年 2 月，第 130 期。

【配方】乾薑、艾葉、小茴香各 20 克，川椒 15 克，共爲細末。鮮薑 30 克。

【用法】鮮薑搗爛，與藥粉拌勻，裝紗布袋內敷臍，上以熱水袋加溫，保持溫度，晝夜連續用，五天爲一療程。

【主治】小兒泄瀉。

【按語】治療 98 例，一個療程治癒 12 例，兩個療程治癒 58 例，三個療程治癒 23 例，無效 5 例。

處 方 15

【來源】《河南中醫》1989 年 3 月，第 34 期。

【配方】麝香虎骨膏、胡椒粉、六一散、醋。

【用法】寒瀉用胡椒粉適量，熱瀉用六一散適量，以醋調成糊狀，外敷臍部，再取麝香虎骨膏 3～5 平方公分封貼，二十四小時換藥一次，連用一～五天。

【主治】小兒泄瀉。

【按語】治療 54 例，治癒 44 例，顯效 8 例，無效 2 例。

處方 16

【來源】《北京中醫雜誌》1991 年 1 月，第 18 期。

【配方】乾薑、黃連、五味子各 40 克，肉桂、吳茱萸各 20 克，冰片 10 克，共研細粉。

【用法】取藥粉 1～2 克和一粒五味子放臍中，外以膠布封貼，兩天換藥一次，每日揉臍三次。

小兒便秘

　　便秘是指大便秘結不通，排便時間延長的一種病證。小兒便秘多因燥熱食積引起，故平時應節制香燥辛熱的食物，糾正偏食和吃零食的習慣。在便秘時更應注意多吃蔬菜、水果和稀軟易於消化的清淡飲食。

處方 1

【來源】《遼寧中醫雜誌》1989 年 2 月，第 44 期。

【配方】大黃粉。

【用法】每次取大黃粉 10 克，用適量白酒調成糊狀，塗在臍部，紗布敷蓋固定，再用熱水袋溫敷十分鐘左右，每日換藥一次。

【主治】小兒便秘。

【按語】治療 30 例，治癒 28 例，有效 2 例。

處方 2

【來源】王宜新等

【配方】枳實、厚朴、芒硝、生大黃等量壓粉,裝瓶備用。

【用法】每次取 0.2 克藥粉,放入臍中,上以棉球覆蓋,外用紗布和繃帶包紮固定,或以膠布固定,早晨貼敷,晚上睡覺前取下,每日換藥一次,連用五天。

【主治】小兒便秘。

【按語】治療 62 例,顯效 58 例,有效 4 例。

小兒脫肛

　　脫肛是直腸黏膜或直腸和部份乙狀結腸向外脫出於肛門之外的病證,多見於一～三歲的小兒。此病常併發於長期腹瀉、痢疾、久咳,或因習慣性便秘,大便時氣迫於下,以致肛門外翻,因體質虛弱而單純脫肛者少見。直腸脫垂根據脫出的範圍,一種是部份脫垂,又稱黏膜脫垂,多見於幼兒患者;另一種是直腸壁全層脫出,則多見於成人。

處 方 1

【來源】《備急千金要方》

【配方】艾炷。

【用法】灸臍中,壯數可與年齡同。

【主治】脫肛。

處 方 2

【來源】經驗方

【配方】升麻、黨參、車前子、五倍子等量壓粉。

【用法】每次取藥粉 0.5 克，與蓖麻子十粒共搗成泥，外敷臍部，
　　　常規法固定（見說明），每日用藥一次，連用五天。

【主治】脫肛。

遺　尿

　　遺尿俗稱尿牀，是指三周歲以上的小兒在睡眠中小便自遺，醒後方覺的一種病證。輕者數日一次，重者每夜均遺，或一夜數次，病程長者可達數年或十幾年，患兒常兼見神疲乏力、面色蒼白、肢冷不溫、食慾不振等症，遺尿如經久不癒，往往影響小兒的精神生活和身心健康。

　　本病的預防和護理很重要，從幼兒期開始培養按時排尿的習慣，白天不使小兒玩耍過度。以免疲勞貪睡。每日晚餐和晚餐後，注意控制水量，少給流質飲食，以減少水分的攝入。在臨睡前，先令患兒排空小便，入睡後注意小兒遺尿的時間，按時喚醒排尿，從而養成每晚能自行排尿的良好習慣。

處方 1

【來源】《理瀹駢文》

【配方】煅龍骨壓粉。

【用法】以醋調藥粉 3 克，敷臍，常規法固定（見說明）。

【主治】遺尿。

處方 2

【來源】《中醫外治法集要》

【配方】大蔥 120 克、硫黃 30 克。

【用法】硫黃研末和大蔥共搗如泥，烘熱，裝紗布袋，敷臍，外用
　　　　紗布包裹，或用膠布固定，每晚一次，連敷七～十天。

【主治】遺尿。

處 方 3

【來源】《山東中醫雜誌》1983 年 5 月，第 42 期。

【配方】硫黃 3 克、蔥白一節，爲一次量。

【用法】硫黃和蔥白合搗如膏，睡前將藥膏外敷臍，以繃帶固定，
　　　　或用傷濕止痛膏固定，次晨取下，每晚一次，連用三～五
　　　　天。

【主治】小兒遺尿。

【按語】治療二十餘例小兒遺尿，用藥三～五次，有較好的療效。

處 方 4

【來源】《中醫雜誌》1984 年 4 月，第 299 期。

【配方】覆盆子、金櫻子、菟絲子、五味子、仙茅、山萸肉、補骨
　　　　脂、桑螵蛸各 60 克，丁香、肉桂各 30 克，共研細粉，裝
　　　　瓶備用。

【用法】每次取藥粉 1 克，放臍中，滴一二滴白酒後，再貼上暖臍
　　　　膏，或用紗布覆蓋，外加塑膠薄膜，用膠布固定，三天換
　　　　藥一次。

【主治】遺尿。

【按語】治療 11 例，均癒。

處 方 5

【來源】《江蘇中醫雜誌》1984 年 2 月，封 4 期。

【配方】補骨脂 12 克、炮附子 6 克，共研細末，另取生薑 30 克搗
成泥狀，爲一次量。

【用法】上藥混合拌勻成膏狀，塡入臍中，外用紗布覆蓋，膠布固
封，五天換藥一次。

【主治】遺尿。

【按語】治療 25 例，用藥二～六次，治癒 20 例，顯效 3 例，無效
2 例。

處 方 6

【來源】《遼寧中醫雜誌》1984 年 10 月，第 30 期。

【配方】甘草 50 克，白芍、白尤各 20 克，三味藥混合，水煎兩
次，每次一小時，兩次煎液混合，濃縮成稠膏狀，加硫黃
50 克、白礬 10 克，烘乾壓粉。

【用法】每次取藥 0.2 克放臍中，上蓋紙片和棉花，以膠布封固。
三～七天換藥一次。

【主治】遺尿。

處 方 7

【來源】《江蘇中醫》1990 年 2 月，第 37 期。

【配方】麻黃兩份，益智仁、肉桂各一份，共研細末，裝瓶備用。

【用法】每次取 3 克藥粉，以少量食醋調成餅狀，敷於臍部，外以
膠布固定，三十六小時後取下，間歇六～十二小時，再以
上藥塡臍，連敷三次後，改爲一週敷藥一次，連敷兩週，
以鞏固療效。

【主治】遺尿。

【按語】治療 38 例，治癒 18 例，有效 15 例，無效 5 例。

睪丸鞘膜積液

睪丸鞘膜積液症見患側陰囊腫大偏墜，捫之囊內有光滑的囊性腫物，透光試驗陽性，明顯腫大時，陰囊光亮如水晶，陰莖隱縮，影響排尿。有先天性和繼發性兩類，先天性是由於腹膜腔與鞘膜囊溝通的交通性鞘膜積液，在臥位時可見積液逐漸縮小甚至完全消失；繼發性多因睪丸炎、附睪炎或高熱後濕熱留聚陰囊，或因睪丸外傷、絲蟲感染、血瘀絡阻、水液積聚陰囊而成。本病屬於中國醫學水疝範疇。

處　方

【來源】《河北中醫》1990 年 3 月，第 6 期。

【配方】母丁香粉 40 克，壓粉裝瓶備用。

【用法】先將肚臍洗淨擦乾，取 2 克藥粉放入肚臍中，然後蓋敷料一塊，用膠布固定，每隔兩天換藥一次，二十天為一療程，間歇十天，再行第二療程。

【主治】睪丸鞘膜積液。

【按語】治療 243 例繼發性睪丸鞘膜積液，治癒 148 例，顯效 72 例，有效 20 例，無效 3 例。

臍　突

　　臍突也叫臍疝，由於小兒先天發育缺陷，臍孔閉合不全，留有臍環、啼哭過多、用力屏氣等使小腸脂膜突入臍中而致。症見臍部膨出，呈半球狀，大如胡桃，按壓時膨出物可納回腹中，啼哭時腫物增大變硬，睡覺時變小變軟或完全回納，局部皮膚正常。

處方 1
【來源】《針灸甲乙經》
【配方】艾炷。
【用法】灸臍數壯。
【主治】臍疝繞臍痛。

處方 2
【來源】《醫宗金鑑》
【配方】煅牡蠣、大黃各 15 克，芒硝 3 克，共壓細粉。
【用法】取藥粉 5 克，以浸田螺的水調藥成膏敷臍，常規法固定
　　　　（見說明）。
【主治】小兒臍突。

處方 3
【來源】《驗方新編》
【配方】膽南星、豆豉、赤小豆、白蘞各 3 克，共壓細粉。
【用法】以芭蕉自然汁調藥粉成膏，敷臍和臍周，常規法固定。

【主治】小兒臍突。

【按語】小兒臍突可配用壓臍法，方法是用紗布捲成硬片（或用棉花包裹硬幣、塑料膠片），固定在臍部腹壁處，以抵制臍部突出，使臍組織逐步生長修復癒合。此外，臍突患兒避免過多啼哭，防止臍突發生。

臍　　風

臍風是指新生兒因接生時處理不當，或剪臍用具不潔，或臍部包裹污染，或臍部護理不善，接觸不潔之物而發生的疾病。發病時間在初生後三～十四天之間，以四～七天為常見。臨牀以出現唇青口撮、牙關緊閉、苦笑面容，甚或四肢抽搐、角弓反張為特徵。現代醫學稱本病為新生兒破傷風。

處方 1
【來源】《本草綱目》
【配方】細鹽、豆豉各 2 克，艾炷。
【用法】前兩藥混合壓粉，放入臍中攤平，上放艾炷灸數十壯。
【主治】臍風。
【按語】隔蒜灸、隔薑灸均有效。

處方 2
【來源】《外治壽世方》
【配方】艾葉燒灰存性。
【用法】將藥粉塡臍令滿，常規法固定（見說明）。
【主治】臍風撮口。

夜　啼

夜啼是指嬰兒白日安靜，每到晚上啼哭不停，或時哭時止，或每夜定時啼哭的一種病證，多見於六個月以下的嬰兒，多有暴受驚恐或傷食受寒的病史。嬰兒夜啼少則數日，多則數月。

夜啼並非皆有病，首先應從生活護理上找原因，如飢餓、悶熱、蟲咬、尿布浸濕、斷乳、包紮過緊、牀鋪過硬、寒冷、尿布或毛線硬質衣料刺激皮膚痛養等，均可致啼哭。細心求之，解除病因，其哭自止。

再者應與拗哭相鑑別。嬰兒入睡熄燈則啼，燃燈則止，以往有燃燈睡眠的習慣，此不是病態，糾正不良習慣，夜啼可逐漸停止。

另外，如各種皮膚病、疝氣、蟯蟲病等引起身體不適或瘙癢等出現夜啼，均不屬本證範圍。

處方 1
【來源】《聖濟總錄》
【配方】川芎、防己、白朮等份壓粉。
【用法】乳汁調藥粉 1.5 克塗臍，常規方法固定（見說明）。並兼口
　　　　服，一歲小兒每次服藥粉 0.5 克，每日服五次，依年齡大
　　　　小增減用藥。
【主治】小兒夜啼。
【按語】本方名爲川芎散。

處 方 2

【來源】《普濟方》

【配方】蝸牛兩個。

【用法】將活蝸牛去殼取肉，打爛敷臍，用常規法固定。

【主治】小兒夜啼。

處 方 3

【來源】《本草綱目》

【配方】牽牛子、五倍子、牛蹄甲、馬蹄、馬骨各等份，共壓細
　　　　粉。

【用法】取藥粉 3 克，水調敷臍，常規法固定。

【主治】小兒夜啼。

處 方 4

【來源】《驗方新編》

【配方】牽牛子壓粉。

【用法】每次取 5 克藥粉，水調敷臍，常規法固定。

【主治】小兒夜啼。

處 方 5

【來源】《中醫雜誌》1983 年 4 月，第 34 期。

【配方】黑丑七粒，搗碎成粉。

【用法】以溫水調藥粉成糊狀，臨睡前敷臍，用膠布固定。

【主治】小兒夜啼。

急　驚　風

　　驚風有急驚風和慢驚風之分，驚風俗稱抽風，又稱驚厥，是多種原因及疾病引起小兒常見的一種危急重症。臨牀上以頻繁的抽搐和意識不清為主要特徵。急驚風因外感時邪，暴受驚恐，內蘊痰熱所致，其病來勢急暴，熱痰風驚四證俱現。

　　病變性質屬陽屬熱屬實，如不及時救治，往往會有失聰、失明、失語、癡呆、肢體癱瘓等後遺症，嚴重者危及生命。治療原則是既要及時地控制抽搐，又要根據致病原因論治。

　　現代醫學的高熱驚厥、中毒性腦病、腦炎、腦膜炎、中毒性痢疾、手足抽搐證引起的驚厥，均可參照本證治療。

處 方 1
【來源】《驗方新編》

【來源】雄黃 15 克、砂仁 2 克、冰片 0.2 克、梔子五個，共壓細粉。麝香 0.2 克。

【用法】先將麝香粉放入臍內，再用雞蛋清調藥粉成膏，外敷臍部，塗藥直徑約 6 公分，常規法固定（見說明）。

【主治】急驚風。

處 方 2
【來源】《理瀹駢文》

【配方】羌活、防風、天麻、薄荷、黃連、甘草、全蠍、殭蠶、膽南星各 9 克，犀角粉、朱砂各 3 克，牛黃 1.5 克，冰片、麝香各 1 克，共研細粉。

【用法】取上藥 3 克，水調成膏塗臍，常規法固定。

【主治】急驚風。

處 方 3

【來源】《理瀹駢文》

【配方】芙蓉葉 30 克。

【用法】上藥搗爛敷臍，常規法固定。

【主治】急驚風。

處 方 4

【來源】《理瀹駢文》

【配方】蚯蚓兩條、麝香 0.2 克。

【用法】上藥共搗爛敷臍，常規法固定。

【主治】急驚風。

處 方 5

【來源】《外法壽世方》

【配方】嫩芙蓉葉 20 克、雞蛋兩個。

【用法】芙蓉葉搗爛，和入雞蛋煎熟做餅，貼臍上，冷則更換。

【主治】急、慢驚風。

處 方 6

【來源】《中國民間敷藥療法》

【來源】菖蒲 20 克，青蒿 6 克，薄荷、牛黃、羚羊角粉、黃連、
　　　白芍各 3 克，共研細粉。

【用法】以凡士林或麻油調藥粉為膏，外敷臍和囟門。

【主治】急驚風。

處 方 7

【來源】《四川中醫》1983 年 1 月，第 30 期。

【配方】白糖 10 克、麝香 0.3 克、活地龍三條、麵粉少許。

【用法】將地龍洗淨，和白糖同搗，加麵粉製成餅狀。麝香放入臍內，上蓋藥餅，膠布固封，至高熱退、驚厥止後，保留數小時取下。

【主治】急驚風。

慢 驚 風

慢驚風出現於大病或久病之後，或因急驚風經治不癒，轉成慢驚風，多有嘔吐、腹瀉或其他熱病昏迷、抽搐病史。起病緩慢，時抽搐，有時僅表現搖頭或面部肌肉抽動，或某一肢體抽搐，或於昏睡中時時出現痙攣狀態、兩手顫動，或似抽非抽、似搐非搐。本證屬於虛寒證，可見有精神疲倦，形寒肢冷，面色蒼白，便溏溲清等脾腎虛寒證。

處 方 1

【來源】《外治壽世方》

【來源】大紅芙蓉花一朵。

【用法】將花心緊對小兒肚臍中貼，再用雞蛋一個煎餅置花蒂上。

【主治】慢驚風。

處 方 2

【來源】《外治壽世方》

【配方】嫩芙蓉葉 20 克、雞蛋兩個。

【用法】芙蓉葉搗爛，和入雞蛋煎熟做餅，貼臍上，冷則更換。

【主治】慢驚風、急驚風。

處 方 3

【來源】《中醫外治法簡編》

【配方】黨參、黃芪、白朮、甘草、白芍、陳皮、半夏、天麻、川烏、全蝎、南星、丁香各 6 克，生薑 3 克，朱砂 1 克，大棗五枚。

【用法】諸藥炒熱裝布袋，外熨臍部，藥涼則重新加溫再熨。

【主治】慢驚風。

麻　疹

　　麻疹是麻疹病毒通過呼吸道傳播所引起小兒常見的一種急性發疹性傳染病。以口腔黏膜內出現特殊的麻疹黏膜斑，及發熱三～四日後全身陸續出現狀如麻粒的紅色斑丘疹為特徵。一年四季均可發病，但以冬末春初季節較多見。

　　好發於兒童，尤以六個月以上五歲以下的幼兒為多見。由於兒童普遍接受了麻疹活疫苗的預防接種，目前發病的年齡趨向後推，以至成年人也有發生。發過一次麻疹可獲得終生免疫。

　　本病傳染性很強，一經感染，大多在十天左右發病。

處方 1

【來源】《江蘇中醫》1959 年 3 月，第 10 期。

【配方】阿魏、普通黑膏藥。

【用法】取阿魏 0.2～0.4 克，置於銅板大的普通黑膏藥中心，貼於
　　　　臍眼。

【主治】預防痲疹。

【按語】經一千多例痲疹易感兒的預防，作者認為該藥有一定預防
　　　　痲疹的作用。

處方 2

【來源】《中級醫刊》1959 年 1 月，第 48 期。

【配方】阿魏、普通黑膏藥。

【用法】以普通黑膏藥為基質，與阿魏混合加熱，熔化調勻，塗成
　　　　銅板大的膏藥，製成每塊含阿魏 0.1 克、0.2 克、0.3
　　　　克、0.4 克的四種膏藥。一歲以下小兒用含阿魏 0.1 克的
　　　　膏藥，一～二歲用含 0.2 克的，三～四歲用含 0.3 克的，
　　　　四歲以上用含 0.4 克的膏藥，溫化貼臍，連用兩天。

【主治】預防痲疹。

處方 3

【來源】《江蘇中醫》1960 年 11 月，第 22 期。

【配方】阿魏、桃仁、黑膏藥。

【用法】阿魏與適量桃仁共搗成泥狀，每次取 0.2～0.4 克，放普通
　　　　小黑膏藥上，溫化貼臍，外用繃帶繞腰紮好，連貼十五
　　　　天。

【主治】預防痲疹。

鵝 口 瘡

鵝口瘡為口腔舌上滿布白屑，狀如鵝口。多為口腔不潔，感染白色念珠菌所致。這是新生兒常見的一種口腔疾患。

處　方

【來源】《衛生家寶》

【配方】細辛壓粉。

【用法】取藥粉 2 克放臍內，常規法固定（見說明）。每日換藥一次。

【主治】鵝口瘡。

第四章 外科、皮膚科、五官科臍療方

乳腺增生病

乳腺增生病是乳腺配方部份增生性疾病，既非炎症，也非腫瘤，是內分泌功能紊亂致使乳腺結構不正常的一種婦女常見病。主要症狀爲乳房腫塊和乳房脹痛，乳房腫塊多見於乳房雙側，腫塊常是多個，大小不等，質韌但不堅硬，局限於乳房一部份，或布於整個乳房，腫塊與周圍組織界限不清楚，與皮膚不黏連，推之活動。乳房脹痛多在月經前三四天加重。本病與中醫的乳癖相似。

處　方

【來源】《陝西中醫》1989 年 11 月，第 492 期。

【配方】公英、木香、當歸、白芷、薄荷、栀子各 30 克，地丁、瓜蔞、黃芪、鬱金各 18 克，麝香 4 克，共研細粉，裝瓶備用。

【用法】先用酒精將臍清洗乾淨，取 0.4 克藥粉放於臍中，上放一棉球，外用長寬各 4 公分的膠布固封，三天換藥一次，八次爲一療程，一般治療三個療程。

【主治】乳腺增生病。

【按語】治療 692 例，治癒 394 例，顯效 276 例，有效 17 例，無效 5 例。

慢性前列腺炎

　　多見於中年男子，症見會陰部墜脹、重壓或疼痛，下蹲或大便時尤甚，可放射至腰骶部、恥骨上區和陰莖、睪丸等處，或有尿頻餘瀝不盡、尿後滴白、終末血尿，或排尿時尿道灼痛，可出現排尿困難，甚至尿瀦留，清晨尿道口有黏液和膿性分泌，多數患者有神疲乏力、腰酸腿軟、陽痿、遺精、早泄、性慾減退等症狀。

　　直腸指診可捫及前列腺稍腫大，硬度增加，表面不平整，可有結節，中央溝變平或消失，有壓痛。前列腺液檢查有大量膿細胞，卵磷脂小體顯著減少。

處方 1

【來源】《江西中醫藥》1984 年 2 月，第 26 期。

【配方】每次藥量為麝香 0.15 克、白胡椒七粒，分別壓粉。

【用法】用溫水將臍洗淨擦乾，先把麝香粉倒入臍內，再把胡椒粉蓋在上面，外蓋一張圓白紙，以膠布固定，四周貼緊，以防藥粉漏出，每隔七～十天換藥一次，十次為一療程，每療程後休息七天。

【主治】慢性前列腺炎。

【按語】治療 11 例，治癒 6 例，有效 3 例，無效 2 例。

處方 2

【來源】魏振裝

【配方】王不留行 150 克，天竺黃、土貝母、沒藥、虎杖各 100

克，蜂房 50 克，用 4000 毫升的水浸兩小時，煎三十分
鐘，取濾液，再加水復煎一次，兩次濾液混合，濃縮成稠
液，加益智粉 100 克，烘乾壓粉，裝瓶備用。

【用法】每次取藥粉 0.3 克放入臍內，上壓一乾棉球，外以膠布條
固定。

【主治】慢性前列腺炎、前列腺肥大。

【按語】慢性前列腺炎 44 例，用本方療法一月，顯效 38 例，有效
6 例。

前列腺增生症

前列腺增生症又稱前列腺肥大、前列腺良性肥大，是老年男
性常見病，發病率隨著年齡的增長而逐漸增加。主要症狀是排尿
次數增多，排尿困難，尿後有餘瀝；嚴重者可出現小便點滴而短
少、遺尿、小便失禁等症，亦可出現急性尿閉。本病屬中醫小便
不利、小便失禁、癃閉等病的範疇。

處　方

【來源】魏振裝

【配方】王不留行 150 克，天竺黃、虎杖、土貝母、沒藥各 100
克，蜂房 50 克，用 4000 毫升的水浸兩小時，煎三十分
鐘，取濾液，再加水復煎一次，兩次濾液混合，濃縮成稠
液，加益智粉 100 克，烘乾壓粉，裝瓶備用。

【用法】每次取藥粉 0.3 克，放入臍中，上壓一乾棉球，膠布固
定，二十四小時換藥一次，用五天停兩天，兩週為一療

程，連用一～四療程。

【主治】前列腺增生症。

【按語】治療前列腺肥大所致小便不暢、夜尿次數多、尿後餘瀝不
　　　　盡者 84 例，顯效 64 例，有效 18 例，無效 2 例。

小兒腹股溝斜疝

　　小兒腹股溝斜疝是由於出生以後腹膜鞘狀突未能閉合，形成
先天性缺損，當嬰幼兒急怒啼叫致腹內壓增高時，內臟突出發生
的病證。當病發生時，在腹股溝一側或兩側有光滑、整齊、稍帶
彈性的腫物突出或進入陰囊，患兒安靜平臥時即逐漸縮小至完全
消失。中國醫學的氣疝、狐疝、小腸氣等與此病相似。

處 方 1

【來源】《全國第二屆中醫外治學術交流會論文選編》

【配方】肉桂 30 克、蜘蛛 3 克、麝香 1 克，分別壓粉，混勻備
　　　　用。

【用法】取藥粉 0.5 克填入臍內，外貼黑膏藥，貼至膏藥自行脫落
　　　　為止，一般一個多月脫落，同時服藥治療如咳嗽、腹瀉、
　　　　便秘等兼症。

【主治】小兒腹股溝斜疝。

處 方 2

【來源】《陝西中醫》1986 年 9 月，第 412 期。

【配方】母丁香研粉，裝瓶備用。

【用法】取粉填滿臍，常規法固定（見說明），兩天換藥一次。
【主治】小兒疝氣。

痔

痔是直腸末端黏膜下和肛管皮膚下靜脈叢擴張、屈曲所形成的柔軟靜脈團，又稱痔瘡、痔核、痔疾等。內痔發生在齒線以上，以出血、脫出為主要表現；外痔發生於齒線以下，以疼痛、墜脹、異物感為主要表現；混合痔兼有內外痔的特徵。治療上須內外配合，單用內治方法往往只能消除或減輕症狀，如要根治、消除痔核，則需用枯痔或手術等方法。

處　方
【來源】《理瀹駢文》
【配方】見第一章腳氣處方1。
【用法】取膏一張溫化貼臍。
【主治】痔。
【按語】本方名為行水膏。

雷　擊

雷擊是雷雨時天空中帶電荷的雲層向在山頂、大樹、空曠處的人體放電現象。高大的建築物缺乏避雷裝置，在暴雨閃電雷鳴中也易遭雷擊，殃及居民。雷擊是一種特殊形式的電擊，性質與

觸電相似，主要是對呼吸和心臟的傷害。症狀可見抽搐、休克、心臟呼吸極弱的假死狀態，嚴重者可立即死亡。

處　　方

【來源】《外治壽世方》

【配方】活蚯蚓數條。

【用法】蚯蚓搗爛敷臍上。

【主治】雷擊。

【按語】雷擊和嚴重觸電是危重病證，要以綜合措施積極搶救。中醫臍療可作為心肺復甦的一項輔助措施。如患者呼吸心跳剛停，首先在其左胸前，拳擊一～二次，有時可使心室纖顫除去，恢復心跳，此謂「拳擊復甦」，但不宜多擊，然後立即交替進行胸外心臟擠壓和口對口吹氣的人工呼吸。

破　傷　風

外傷後感染的破傷風桿菌，在人體內繁殖，分泌毒素，引起一種以肌肉陣發性痙攣和緊張性收縮為特徵的急性疾病，稱為破傷風。中醫又名為傷痙、金瘡痙。多有開放性傷口史，包括創傷和潰瘍，發病急驟，變化迅速，病情危重。主要危害在於引起呼吸肌痙攣，不能有效地維持呼吸功能，影響重要臟器的供氧及氣體交換，從而發生一系列的嚴重合併症。現代醫學治療的主要環節是控制痙攣和防治合併症，中醫的主要治則是祛風鎮痙和清熱解毒。

處　　方

【來源】《理瀹駢文》

【配方】野鴿糞、魚鰾、白殭蠶各 15 克，天麻 6 克，雄黃 3 克，蜈蚣兩條，共爲細粉，加巴豆霜 1.5 克。

【用法】上藥以防風湯調膏貼臍，常規法固定（見說明）。

【主治】破傷風。

皮膚瘙癢症

皮膚瘙癢是僅有皮膚瘙癢而無原發性損害的皮膚疾病，分全身和局部兩種。泛發性皮膚瘙癢常爲如糖尿病、肝膽疾患、代謝障礙、內臟癌腫、變應性疾病、習慣性便秘、胃炎、月經不調等病的皮膚症狀，瘙癢多發生在入睡前，常因情緒、潮濕、進食辛辣、衣服等刺激而誘發或加重，成年人和老年人多見，由於過度頻繁搔抓，皮膚常繼發抓痕、血痂、色素沈著等。

處 方 1

【來源】《中醫外治方藥手冊》

【配方】紅花、桃仁、杏仁、生梔子、荊芥、地膚子各等份，共壓細粉。

【用法】取藥粉適量，以蜂蜜調爲糊狀，攤成 3×3×1 公分的藥餅，敷貼臍部，外用傷濕止痛膏或膠布固定，一日一次，連用五天。

【主治】小兒皮膚瘙癢症。

處方 2

【來源】《陝西中醫》1985 年 6 月，第 261 期。

【配方】紅花、桃仁、杏仁、生梔子、荊芥、地膚子等份壓粉。

【用法】取藥粉適量，以蜂蜜調藥粉爲膏狀，攤成 3×3×1 公分大小的藥餅，敷臍。

【主治】皮膚瘙癢症。

處方 3

【來源】《廣西中醫藥》1984 年 4 月，第 24 期。

【配方】紅花、桃仁、杏仁、生梔子等份壓粉，加入適量冰片。

【用法】用凡士林或蜂蜜調藥粉成糊狀，攤成 3 平方公分的餅，貼於臍，再用敷料覆蓋，膠布固定，每日換藥一次。

【主治】皮膚瘙癢症。

【按語】治療全身皮膚瘙癢症 21 例，均癒；局限性皮膚瘙癢症 5 例，均癒；癢症 26 例，治癒 24 例，有效 2 例。

蕁 麻 疹

　　蕁麻疹是一種過敏性皮膚病。皮膚黏膜血管擴張，通透性增加而產生瘙癢性、局限性、暫時性眞皮或黏膜的水腫反應。臨牀表現爲大小不等和形狀不定的局限性風疹塊損害，鮮紅色或蒼白色，瘙癢劇烈，常突然出現，數十分鐘或數小時後又迅速消退，消退後不留痕迹，有的患者還有胸悶、哮喘、腹痛、腹瀉等全身症狀。

　　引起蕁麻疹的因素很多，主要有吸入物如花粉、煙霧、動物

皮屑等；食物如魚、蝦、韭菜等；藥物如菌苗、抗菌素、阿斯匹
林等；感染如細菌、病毒等；特理因素如日光、寒冷等；精神因
素如過度緊張等。本病相當於中國醫學的癮疹。

處　方　1

【來源】《新中醫》1977 年 5 月，第 38 期。

【配方】玻璃火罐或玻璃罐頭瓶一個。

【用法】用一枚大頭針扎入塑膠蓋，將酒精棉球插到大頭針尖上並
　　　　點燃，立即將火罐罩在上面，待吸力不緊時取下，連續拔
　　　　三回為一次，每日一次，三天為一療程。

【主治】蕁麻疹

【按語】用該法治療蕁麻疹 174 例，經一～四個療程的治療，有顯
　　　　著的療效。該方法取自一農村老婦在肚臍拔罐治療蕁麻疹
　　　　的經驗。為了安全起見，點火方法可用約 11 公分寬、 10
　　　　公分長的紙，捲成筒狀，將一頭紙壓折成封閉狀，點燃開
　　　　口一端，點燃側投入火罐中，迅速將罐按在臍部，此種點
　　　　火方法吸力大而安全，或用特製的橡膠吸罐亦可。

處　方　2

【配方】《新中醫》1987 年 3 月，第 31 期。

【配方】玻璃火罐一個。

【用法】與處方 1 相同。

【主治】蕁麻疹。

【按語】經多位醫生驗證，臍部拔罐治療蕁麻疹有確實的療效。

處 方 3

【來源】《廣西中醫》1984 年 4 月，第 24 期。

【配方】桃仁、紅花、杏仁、生梔子等份研粉，加入少量冰片調
　　　　勻。

【用法】用凡士林或蜂蜜調藥粉成糊狀，攤成 3 平方公分的餅，貼
　　　　於臍部，再蓋以紗布，用膠布固定，每日換藥一次。

【主治】蕁麻疹等。

【按語】治療 38 例，治癒 37 例，有效 1 例。

銀 屑 病

　　銀屑病又名牛皮癬，是一種無傳染性的慢性易復發的鱗屑性
皮膚病。寒冷潮濕、季節變換、精神緊張、焦慮憂鬱等常為發病
誘因。症見層層的銀白色鱗屑的丘疹或斑片，剝去鱗屑可露出半
透明膜，剝去薄膜可見有小的出血點。皮疹可發生於身體的任何
部位，但以四肢伸側，特別是肘、膝部好發，呈對稱性，其次是
頭皮、腰骶部，自覺有輕度瘙癢。中國醫學的白疕、乾癬、松皮
癬等病與此病相似。

處 方 1

【來源】《山東中醫雜誌》1989 年 1 月，第 21 期。

【配方】馬錢子、水銀各 35 克，朱砂 6 克，核桃仁十二個。先用
　　　　香油將馬錢子炸鼓起來，壓成粉。核桃仁放入鍋內炒焦軋
　　　　細，再將前三味藥拌勻，加水銀調和製成十五個約雞蛋黃
　　　　大小的藥丸。

【用法】以清水洗淨臍部，將一藥丸放入臍中，上蓋紗布，以膠布
　　　　固定，二十四小時後更換新藥，同時以藥丸擦患處。

【主治】銀屑病。

【按語】療效是敷臍和以藥丸擦患處的綜合效果，水銀有毒，不可
　　　　久用，用過的藥丸要妥善處理。

處方 2

【來源】《北京中醫學院學報》1991 年 1 月，第 35 期。

【配方】生地、葛根各 30 克，赤芍 10 克，升麻、大楓子、丹參、
　　　　甘草、水牛角粉各 9 克，冰片 6 克，共壓細粉，裝瓶備
　　　　用。

【用法】將藥粉填滿臍眼，外貼膚疾寧膏固定，每二十四小時更換
　　　　一次，七次爲一療程，連用二～十週。

【主治】銀屑病。

【按語】治療 106 例，總有效率 92 ％。

處方 3

【來源】《河南中醫》1991 年 3 月，第 31 期。

【配方】氫溴酸山莨菪鹼注射液、維生素 B_{12} 注射液。

【用法】每次取氫溴酸山莨菪鹼 10 毫克，加維生素 B_{12} 100 微
　　　　克。主穴爲神闕穴，頭皮皮疹重者加百會穴，左下肢重者
　　　　配右後溪穴，右下肢重者配左後溪穴。操作方法：注射神
　　　　闕穴時患者取仰臥位，雙下肢呈屈式，右臍旁開約 0.5 寸
　　　　處常規消毒，進針時傾斜 30～40 度（根據患者胖瘦而定），
　　　　緩慢刺入臍中，待有酸麻脹感後徐徐注入藥物。每日一
　　　　次，每次一穴，二十五次爲一療程，兩個療程無效者改用

其他療法。輔用外用藥和礦泉浴。

【主治】銀屑病。

【按語】治療 70 例，臨牀治癒 46 例，顯效 14 例，有效 8 例，無
效 2 例。

面部黃褐斑

俗稱蝴蝶斑，是發生於面部的一種色素代謝異常而沈著的皮膚病。除多見於孕婦和未婚女青年外，男子也可罹患。特點是發生於面頰兩側，或額、鼻、頰及唇上等部位，呈淺黃色，或黃褐色、深褐色以及淡黑色，有對稱性，大小不等，形狀不規則，多數邊界清楚，局部無自覺症狀，日晒後以及情緒抑鬱、過度疲勞均可使色素明顯加深。

發生原因和以下因素有關，與內分泌特別是女性激素失調有密切關係，有的患者伴有慢性婦科疾病，如痛經、月經不調、慢性附件炎、子宮腫瘤等，或於絕經期發生本病，口服避孕藥的部份婦女也可發生。常見於慢性肝炎、肝硬變等患者。有的與藥物有關，如服用苯妥英鈉的部份患者可發生本病。

處 方 1

【來源】《江蘇中醫雜誌》1984 年 6 月，第 30 期。

【配方】山楂、葛根各 100 克，白芍 50 克，甘草 30 克，上藥以水煎兩次，藥液濃縮成膏；穿山甲、厚朴各 100 克，桂枝 30 克，共碾細粉；乳香、沒藥各 100 克，溶於 95 ％ 乙醇中，並除去不溶的成分。以上三種不同製法的藥物混合烘

　　乾，研成細粉；細辛、雞矢藤 100 克提取各自的揮發油，
　　與冰片 15 克一起混入上述藥粉中，裝瓶備用。

【用法】先將肚臍洗淨擦乾，取藥粉 0.2 克納入臍內，用軟紙片蓋
　　　　住，外加棉花，再以膠布固定，三～七天換藥一次，連續
　　　　用藥數次。

【主治】面部黃褐斑。

處 方 2

【來源】魏振裝

【配方】白芷、白芍、白附子等二十餘種中藥，經科學加工，取
　　　　23 克藥料裝入布袋內製成藥芯，將藥芯裝入固定帶中，
　　　　做成臍療帶。

【用法】藥帶中心對準臍部，繫於腰間，一般只白日佩帶。

【主治】面部黃褐斑、痤瘡、單純性肥胖症。

【按語】本產品名為祛斑健美臍療帶。治療面部黃褐斑 163 例，用
　　　　藥一個月，治癒 13 例，顯效 64 例，有效 69 例，無效 17
　　　　例。

過敏性鼻炎

　　過敏性鼻炎又稱變態反應性鼻炎，是全身變態反應發生在鼻
腔黏膜的局部表現。變態反應是一種機體的異常反應，是人體接
觸到某種物質後所發生的過度敏感現象。引起本病的原因主要是
吸入變態反應原，如植物花粉、室內塵土、塵蟎、眞菌、動物皮
毛、羽毛、棉絮、枕墊料等。臨牀表現為每天常有數次噴嚏，陣

發性發作，常以晨起或夜晚時加重，常有大量清水樣鼻涕、鼻塞、鼻癢、嗅覺減退或消失。

處　方　1

【來源】《上海針灸雜誌》1992 年 2 月，第 22 期。

【配方】火罐。

【用法】臍部拔火罐，每天治療一次，連續治療十次爲一療程，一次治療爲拔罐三回，每隔五分鐘拔罐一回。

【主治】過敏性鼻炎。

【按語】治療 50 例，治癒 25 例，有效 17 例，無效 8 例。

處　方　2

【來源】《河南中醫》1983 年 1 月，第 39 期。

【配方】黨參 10 克、白朮 7 克、乾薑 5 克、炙甘草 3 克、鹽酸苯海拉明 1.25 克，將前四藥共壓細粉，與苯海拉明粉混合備用。

【用法】取 0.2 克藥粉放入臍內，常規法固定（見說明），三～七天換藥一次。

【主治】過敏性鼻炎。

復發性口腔潰瘍

復發性口腔潰瘍又稱阿弗他口炎，是一種常見的慢性口腔黏膜疾病。表現爲口腔黏膜反覆出現散在的邊緣較整齊的圓形或橢圓形淺層小潰瘍，可單發或多發，有劇烈的疼痛，病程有自限

性，一般十天左右可自癒。好發年齡為二十～四十五歲，好發部位是黏膜上皮角化較差的區域，如上下唇內側、舌緣、頰黏膜、口底等處。中國醫學稱為口瘡、口舌生瘡等，認為主要由於心脾毒熱熏發口舌而生瘡。

處 方 1

【來源】《楊氏家藏方》

【來源】醋炒吳茱萸、炮薑各 15 克，木鱉子五個去殼，共壓細粉。

【用法】取藥粉 2 克，以冷水調成糊狀，敷臍，外貼油紙，帶紮固定。

【主治】口舌生瘡。

【按語】本方名為貼臍散。

處 方 2

【來源】《上海中醫藥雜誌》1959 年 2 月，第 19 期。

【配方】細辛研粉。

【用法】每次取細辛粉 9～15 克，以少量水和甘油調成糊狀，放於紗布中，貼臍，膠布密封，每次貼三天，復發頑固者可連貼二～三次。

【主治】復發性口腔潰瘍。

【按語】《中華口腔科雜誌》1960 年 2 月第 75 期載文，以蜂蜜調細辛敷臍治療 106 例口腔潰瘍，顯效 69 例，有效 30 例，無效 7 例。

處 方 3

【來源】《新中醫》1974 年 1 月，第 41 期。

【配方】細辛 6 克研爲細末，分作五包。

【用法】每次用一包，以米醋調藥粉成糊狀，外敷臍部，每天換藥
一次，連用五天。

【主治】口腔炎。

【按語】治療 15 例，有好的療效。

處 方 4

【來源】《理瀹駢文》

【配方】黃柏、黃芩、黃連、梔子、細辛、乾薑等份壓粉。

【用法】取藥粉 3 克，以水調爲膏狀，敷臍，或取 1 克藥粉放膏
上，溫化貼臍或兼貼胸口。

【主治】口瘡。

【按語】本方名爲赴宴散。

口　　臭

口臭是一個症狀，引起口臭的原因多與口腔內的疾病或因素
有關，如牙周病，深齲洞埋藏食物和細菌、牙髓壞疽、不好的假
牙或假牙不經常清洗等都可產生口臭。此外口腔附近的器官或組
織患病也可引起口臭，如化膿性扁桃體炎、萎縮性鼻炎、上頜竇
炎；消化道疾病如胃潰瘍、胃下垂、食道癌；呼吸系統疾病如肺
結核、肺膿瘍等均可產生口臭。

治療口臭重要的是解除引起口臭的原因，此外也應講究口腔

衛生，早晚刷牙，飯後漱口。

處　方

【來源】《中醫外治法集要》

【配方】薄荷腦。

【用法】薄荷腦研爲細粉，取少量放入臍中，外用膠布固定，三～
　　　　六天換藥一次，連用二～三次。

【主治】口臭。

重　舌

　　重舌爲舌體下近舌根處腫脹突起膨出，輕者突起如臥蠶狀，
無不良感覺，重者腫脹向外膨出如小舌狀。若小舌增長腫塞滿口
令舌位變更，則語言不清，進食不便，口閉合有障礙。爲嬰幼兒
較常見病證。相當於現代醫學舌下腺炎。

處　方

【來源】《理瀹駢文》

【配方】芙蓉葉 30 克。

【用法】上藥搗爛敷臍，常規法固定（見說明）。

【主治】馬牙、重舌、吐舌。

弄　舌

弄舌指舌吐出口外而時時吐弄，小兒多患之，多由於口舌生瘡、咽喉腫痛、心脾積熱所致。

處　方
【來源】《理瀹駢文》
【配方】芙蓉葉 30 克
【用法】上藥搗爛敷臍，常規法固定（見說明）。
【主治】弄舌等。

馬　牙

馬牙為初生兒相當於牙槽脊處的口腔黏膜上有白色似粟粒、米粒樣或更大的白色球狀物數個至數十個，內含脂肪渣，硬結如脆骨，似牙非牙者。無疼痛，不發熱，或有吮乳不便，因小兒胎內受熱毒所致。

處　方
【來源】《理瀹駢文》
【配方】芙蓉葉 30 克。
【用法】上藥搗爛敷臍，常規法固定（見說明）。
【主治】馬牙等。

國家圖書館出版品預行編目資料

內病外治：神奇中醫臍療法 / 魏振庄著. -- 初版. -
- 新北市：華夏出版有限公司, 2024.02
　　　　面；　　公分. --（Sunny 文庫；319）
ISBN 978-626-7296-47-9（平裝）
1.CST：中醫治療學　2.CST：外治法

　　　　　　413.96　　　　112007128

Sunny 文庫 319
　　內病外治：神奇中醫臍療法

著　　作　魏振庄
出　　版　華夏出版有限公司
　　　　　220 新北市板橋區縣民大道 3 段 93 巷 30 弄 25 號 1 樓
　　　　　電話：02-32343788　　傳真：02-22234544
　　　　　E-mail：pftwsdom@ms7.hinet.net
印　　刷　百通科技股份有限公司
　　　　　電話：02-86926066 傳真：02-86926016
總 經 銷　貿騰發賣股份有限公司
　　　　　新北市 235 中和區立德街 136 號 6 樓
　　　　　電話：02-82275988　　傳真：02-82275989
　　　　　網址：www.namode.com
版　　次　2024 年 2 月初版一刷
特　　價　新台幣 360 元（缺頁或破損的書，請寄回更換）

ISBN-13：978-626-7296-47-9